健康中国
养生书屋

中医智慧养生与肿瘤防治

广东省中西医结合学会

张诗军　主编

广东科技出版社

SPM　南方出版传媒

广东科技出版社一全国优秀出版社

· 广　州 ·

图书在版编目（CIP）数据

中医智慧养生与肿瘤防治 / 张诗军主编. —广州：广东科技出版社，2021.1

ISBN 978-7-5359-7506-5

Ⅰ.①中… Ⅱ.①张… Ⅲ.①养生（中医）②肿瘤—中医治疗法 Ⅳ.①R212②R273

中国版本图书馆CIP数据核字（2020）第108726号

中医智慧养生与肿瘤防治
Zhongyi Zhihui Yangsheng Yu Zhongliu Fangzhi

出 版 人：朱文清
策划编辑：刘　耕
责任编辑：刘　耕　湛正文
封面设计：林少娟
责任校对：杨崚松
责任印制：彭海波
出版发行：广东科技出版社
　　　　　（广州市环市东路水荫路 11 号　邮政编码：510075）
销售热线：020-37592148 / 37607413
http://www.gdstp.com.cn
E-mail：gdkjcbszhb@nfcb.com.cn
经　　销：广东新华发行集团股份有限公司
排　　版：创溢文化
印　　刷：佛山市浩文彩色印刷有限公司
　　　　　（佛山市狮山科技工业园 A 区兴旺路 6 号　邮政编码：528225）
规　　格：787mm×1 092mm　1/16　印张 12.5　字数 250 千
版　　次：2021 年 1 月第 1 版
　　　　　2021 年 1 月第 1 次印刷
定　　价：49.80 元

编 委 会

前言

　　随着生存环境、生活方式等的改变，疾病谱出现了"新"的变化，肿瘤的发病率不断攀升，成为致残、致死的主要杀手。虽然新的药物和治疗方法不断涌现，但这并未遏制肿瘤的发病趋势。肿瘤发病率的攀升，给家庭和社会造成了极大的负担，人们迫切需要新的防治策略，根据肿瘤产生的"土壤"进行针对性的防治。由于我国幅员辽阔、人口众多，不同的地区在饮食习惯、生活方式和人文环境等方面各有特点，这些都在不同程度上与肿瘤的发生、发展和预后相关。因此，研究肿瘤发病相关危险因素、探索确有疗效和切实可行的肿瘤防治方法具有重要的意义。

　　肿瘤是伴随机体防御功能障碍和衰老而出现的常见慢性疾病。一些医学研究发现，大多数80岁左右老年人身体内都有隐匿性的、无任何症状的肿瘤，但这些老年人身上都未出现与癌症有关的任何症状，即在多数情况下这些肿瘤并不威胁老年人的生存质量，甚或在一定条件下不影响他们的生存期限。伴随年龄增长出现的机体的衰老难以避免，年龄越大，细胞复制过程中出现偏差的概率就越高；老年人增龄性变化会造成自身的免疫监视、识别、清理系统等的功能日渐弱化，导致异常分化的癌细胞难以及时被识别和清除，这使得老年人患肿瘤的概率增大。当然，中青年时期各种原因引起的机体阴阳失衡、防御功能障碍，也有可能造成肿瘤发生。之所以称肿瘤是一种慢性疾病，是因为肿瘤的发生是从量变到质变的缓慢过程，对肿瘤发生的预防性干预十分重要。

中医重视养生文化在防治肿瘤中的重要作用。苦行僧式的生活方式因为难以坚持和实施并不适合大多数人，本书以《黄帝内经》的预防观、整体观、平衡观、辨证观为指导，重点阐述了道家文化、儒家文化、佛家文化、墨家文化、茶文化、酒文化、水文化、素食文化、辟谷文化、粥文化、寿文化、药文化、德文化和房室文化等14种常见养生文化对健康的影响，倡导以良好的生活方式来调节全身气血阴阳平衡、扶助正气，从而提高或调节人体的免疫功能、扶植和增强免疫防御系统，达到减少或消除肿瘤发生的因素、促进疾病的良性转化、抗癌祛病的目的。同时，良好的生活习惯有利于最大限度减缓过度疲劳、精神紧张或创伤、外感时邪等诱因引起的机体抗癌力下降，在防治肿瘤复发和转移中起着重要作用。

    中医养生之所以重要，是因为通过时序养生、情志养生、饮食养生、传统健身养生、经络养生、中医辨识体质养生、睡眠养生、笑疗养生、诗歌养生、书画养生、居处养生、社会环境养生等就有可能预防肿瘤的发生。临床实践反复证明，中医养生能延缓肿瘤发展或抑制肿瘤，主要可能还是通过提高机体整体的功能状况，调节机体免疫功能状态，使机体的抗肿瘤免疫功能得以加强。改善免疫功能而非直接去杀死癌细胞，这是中医养生抗肿瘤的重要机制之一。以扶正培本为主的中医养生方式，最突出的特点就是能激活机体的反应性，增强人体免疫系统的抗肿瘤能力。

    因此，中医养生文化与方法将是我国提高肿瘤防治效果的利器和特色所在，具有其他国家和地区所无法比拟的优势。有鉴于此，我们特意组织工作在临床一线的中医、中西医结合治疗肿瘤的专家编写了这本《中医智慧养生与肿瘤防治》科普读物，以期在中医养生抗肿瘤方面开辟一片天地，起到抛砖引玉的作用。

本书主要有三部分内容，一是健康、中医养生与肿瘤防治概论，二是中医养生文化与肿瘤防治，三是中医养生方法与肿瘤防治。旨在突出实用性，可以为广大民众的日常生活和医务工作者在肿瘤临床一线的医疗、科研、教学等提供比较具体可行的指导。

本书得到了广州市科学技术协会、广东省中西医结合学会和广东中医师承教育研究中心的大力支持，特此致谢。

张诗军

（中山大学附属第一医院　教授　博士生导师）

2020年9月1日

目录

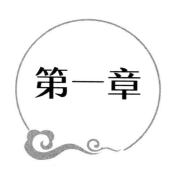

第一章

健康、中医养生与肿瘤防治概论

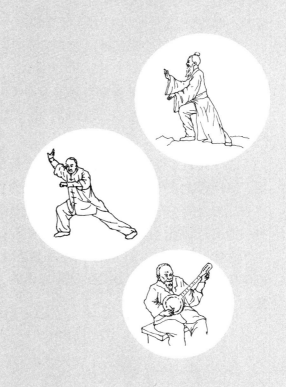

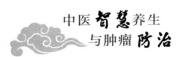

第一节　健康素养、中国人口健康状况与肿瘤发病情况

健康长寿是人类的美好愿望和永恒追求。只有健康才能长寿，只有长寿才可以享受越来越美好的生活，古人所描绘的"上寿百二十，中寿百岁，下寿八十"的美好蓝图在将来可能会很容易实现，但现实生活中能够"尽其天年"者寥若晨星，公民健康素养缺乏导致健康状态差是其中的重要原因，因此，应提升公民的健康素养，以维护健康和促进长寿。

一、健康素养

健康素养是指个人获取和理解基本健康信息和保健内容，并以之为依据来维护和促进自身健康的能力。健康素养包括基本健康知识和理念素养、健康生活方式与行为素养、基本技能素养3个方面。习近平总书记在全国卫生与健康大会上强调，要倡导健康文明的生活方式，树立大卫生、大健康的观念，把以治病为中心转变为以人民健康为中心，建立健全健康教育体系，提升全民健康素养，推动全民健身和全民健康深度融合。

第四次全国城乡居民健康素养监测结果显示，2014年中国居民健康素养水平为9.79%，比2013年的9.48%提高0.31个百分点，比2012年的8.80%提高0.99个百分点，居民健康素养水平呈持续上升趋势。但从整体来看，我国居民健康素养水平不容乐观，每100个15~69岁的人中具备健康素养的人数不足10人。

民众健康素养的欠缺直接导致了对各种慢性病、传染性疾病防范能力不足。流行病学研究表明，与膳食不合理、缺乏体力活动、吸烟、过量饮酒等生活方式密切相关的高血压症、糖尿病、肥胖和肿瘤等慢性疾病患病人数在我国呈快速上升趋势。世界卫生组织研究显示，在影响健康的4大因素中，行为与生活方式的影响占60%以上，可见提高全民健康素养十分重要。因此，建立健全健康教育体系，提升居民健康素养水平，是改善人民群众健康状况的重要策略。

二、中国人口健康状况

1. 总体健康状况

随着社会经济快速发展和生活方式改变，肥胖、2型糖尿病、心脑血管疾病和肿瘤等一些与生活方式密切相关的慢性代谢性疾病在我国的发病率急剧上升，已经成为威胁我国居民健康的主要致死、致残性疾病。同时，随着我国人口老龄化进程不断加快，与老龄化相关的各种慢性疾病也呈攀升趋势，因此防范危害老年人健康的主要因素对改善老年人的健康状况和提升老年人生活质量具有重要的意义。我国幅员辽阔、人口众多，不同的地区在饮食习惯、生活方式等方面各有特点，慢性病的患病率具有明显的地域性差异，即使在同一地区，城市居民慢性病的患病率也不同于农村居民，因此，制定符合中国国情的疾病防治措施很重要。一项研究发现，中老年群体的代谢综合征和代谢异常单个危险因素的患病率具有显著的地区、城乡和性别差异，其中超重、肥胖、空腹血糖受损、糖尿病、高胆固醇血症、高三酰甘油血症、高血压症的患病率北京明显高于上海（北京和上海的患病率分别为50.3%和35.4%），城区高于郊区，女性高于男性。以上研究提示应重视经济状况、文化水平、生活方式和遗传因素的相互作用对慢性代谢性疾病的影响。

2. 老年人健康状况

老年人口总体健康状况较好。2010年第六次全国人口普查发现，我国老年人口中约有43.82%自评身体健康，约有39.33%自评身体基本健康，两类合计约占老年人总人口的83.15%，这一结果说明我国绝大多数老年人健康状态尚可，在日常生活上都不需要依赖别人。

虽然我国不能自理的老年人占比很低，但如果以此推算不能自理老年人的总数，可知需要长期照料的老年人总数已经超过524万人。从不健康老年人约占16.85%来推算，全国约有3 000万老年人处于不健康状态，政府和社会需要对老年人健康和照料问题予以足够重视。

健康和基本健康的男性老年人占男性老年人总数的85.12%，健康与基本健康的女性老年人占女性老年人总数比例则为81.28%。男性老年人健康状况好于女性老年人可能的原因：第一个原因是女性寿命比男性长，高龄人口多于男性；第二个原因可能是男性倾向于更乐观地评价自己的健康状况。

各省区老年人健康状况差异很大，广东、福建、浙江、江苏、上海等东部沿海地区老年人的健康状况较好，而大多数中西部地区健康老年人的比例相对较低。社会经济发展水平会通过教育、环境、医疗保健等多种因素影响老年人的健康，因此，老年人健康状况的地区差异及深层次的社会经济发展水平的地区差异应当综合考虑。

三、我国恶性肿瘤发病情况

1. 恶性肿瘤发病总体情况

癌症防控是世界性难题，据估计，我国年新发癌症病例约380万人，死亡约229万人。近年来，随着我国人口老龄化和工业化、城镇化进程的不断加快，加之慢性感染、不健康生活方式等因素的逐渐累积，我国癌症总体发病率和死亡率呈现逐年上升趋势。癌症已成为严重威胁我国居民健康的重大公共卫生问题，影响着国家经济和社会的可持续发展。

2. 恶性肿瘤的发病与死亡存在地区性差异

按地区排位，恶性肿瘤发病率由高到低依次为东部、中部、西部，各地区男性发病率均高于女性。恶性肿瘤死亡率由高到低依次为东部、中部、西部，各地区恶性肿瘤年龄别死亡率趋势相似，主要恶性肿瘤死因大致相同，肺癌、肝癌、胃癌、食管癌、结直肠癌在各地区均为主要恶性肿瘤死因。

3. 主要恶性肿瘤发病情况

按发病例数排位，肺癌位居全国发病首位，其后依次为胃癌、结直肠癌、肝癌和乳腺癌。肺癌和乳腺癌分别位居男性和女性发病例数第一。各地区恶性肿瘤年龄别发病率、死亡率趋势相似，肺癌、结直肠癌、胃癌、肝癌在东部、中部、西部地区均较常见，东部、西部地区女性乳腺癌较常见，中部地区食管癌较常见。东部、中部、西部地区主要恶性肿瘤死因均为肺癌、肝癌、胃癌、结直肠癌和食管癌。分年龄段发病率，各地区0~30岁组恶性肿瘤发病率均较低，30岁以上人群发病率快速增加，80岁组达到高峰，之后有所下降；各地区20~50岁组女性恶性肿瘤发病率略高于男性，50岁以上人群男性恶性肿瘤发病率显著高于女性；30岁以上年龄组恶性肿瘤发病人数快速增加，60~64岁组的恶性肿瘤发病人数最多，其后恶性肿瘤发病人数有所下降。总体而言，各地区男性、女性恶性肿瘤年龄别发病率变化趋势相似。

肺癌发病情况。2012年全球恶性肿瘤发病与死亡调查结果显示，肺癌是世界范围内男性新发病例、死亡病例最高的癌症，发展中国家男性肺癌新发病例数远超排在第2位的肝癌。在所有癌症中我国各地区男性肺癌发病率、死亡率均排名第一，中部地区男性肺癌发病率、死亡率最高，这可能与我国男性吸烟率较高有关。我国女性肺癌发病率排名第二，但在西部地区女性肺癌发病例数仍居第一位，所有地区女性肺癌死亡率排名第一。发达国家女性肺癌发病率及死亡率较高，可能与近年来这些国家女性吸烟率的不断上升有关。我国女性吸烟率较低，但女性肺癌发病率仍高于一些女性吸烟率较高的欧美国家，这可能与室内油烟与燃料污染、二手烟暴露、室外空气污染有关。我国不吸烟女性二手烟暴露率高达71.6%，农村地区（74.2%）女性二手烟暴露率高于城市地区（70.5%）。

胃癌发病情况。胃癌新发病例数在全世界男性、女性中分别排名第四、第五，死亡病例数在全世界男性、女性中分别排名第三、第五，东亚地区胃癌发病率最高。我国地区胃癌发病率、死亡率由高到低依次为中部、东部、西部地区；辽东半岛、山东半岛、长江三角洲、太行山脉和甘肃等地是胃癌高发区域。不良饮食结构、不健康的饮食习惯、慢性幽门螺旋杆菌感染可能是胃癌高发的危险因素。

结直肠癌发病情况。结直肠癌新发病例数在全世界男性、女性中分别排名第三、第二，死亡病例数在全世界男性、女性中分别排名第四、第三。发达国家中结直肠癌发病率明显高于发展中国家，这与发达国家较高的肥胖率、不健康的饮食习惯等因素有关。我国东部地区和西部地区结直肠癌发病率、死亡率最高，这可能与东部发达地区人群生活方式明显西化有关；西北地区结直肠癌发病率、死亡率高的原因尚不明确；中部地区结直肠癌发病率、死亡率则均较低，其原因需要更多相关研究进行深入探讨。大规模人群筛查是降低结直肠癌发病率与死亡率的重要途径，应根据各地区的结直肠癌疾病负担、医疗资源及个人危险因素选择适当的筛查方式。目前的筛查方法包括：免疫化学粪便隐血试验、粪便DNA检测、血清癌胚抗原检测、弯曲乙状结肠镜检查、CT仿真内窥镜检测、气钡双重造影、结肠镜检查等。

肝癌发病情况。肝癌发病例数男性多于女性，发展中国家多于发达国家。发达国家中男性肝癌发病率排名第十、死亡率排名第六，女性肝癌发病率排名未进前十、死亡率排名第七。发展中国家男性肝癌发病率、死亡率均排名第二，女性肝癌发病率排名第六、死亡率排名第五。我国地区肝癌发病率、死亡率从高到低依次为西部、中部、东部地区。乙型肝炎病毒感染（乙肝）、丙型肝炎病毒感染（丙肝）、黄曲霉素、饮酒、非酒精性脂肪肝、肥胖等是肝癌高发的危险因素。2006年全国调查显示，东部、中部地区乙肝流行率大幅降低而西部地区仍保持在较高水平，这与西部各省乙肝疫苗接种率较低有关，应注重肝癌高发的危险因素的防控工作。

乳腺癌发病情况。发达国家和发展中国家女性乳腺癌发病率均排名第一，女性乳腺癌死亡率在发达国家中排名第二，在发展中国家排名第十五。我国东部、中部地区女性乳腺癌发病率排名第一，西部地区女性乳腺癌发病例数少于肺癌，但发病率仍排名第一。乳腺癌发病率由高到低的地区依次为东部、中部、西部地区，这与东部地区城镇化进程较快有关。城市居民生活方式的不断西化、肥胖率的普遍增高、生育率的相对降低都是城市地区乳腺癌发病率不断增高的危险因素。

食管癌发病情况。中国是世界上食管癌发病率、死亡率最高的国家之一。包括河南、河北、山西等部分地区的太行山脉一带向来是我国食管癌高发区域。我国食管癌高发地区90%以上的为鳞状细胞癌，其发生与吸烟、水污染、食烫食等因素有关。

甲状腺癌发病情况。甲状腺癌主要出现在女性人群中，发达国家女性甲状腺癌发病率排名第七，发展中国家女性甲状腺癌发病率排名第九。我国东部地区甲状腺癌发病率远高于中部、西部地区，存在地区差异；女性甲状腺癌发病率远高于男性。甲状腺癌是30岁以下女性人群的最主要癌症类型。近年来，我国甲状腺癌发病率明显上升，但死亡率则相对稳定在较低水平。

宫颈癌发病情况。发展中国家女性宫颈癌负担远高于发达国家。宫颈癌发病率在发达国家中未排入前十名，在发展中国家排名第二，宫颈癌死亡率在发达国家中排名第九，在发展中国家排名第三。我国地区女性宫颈癌发病率从高到低依次为中部、西部、东部地区，西部地区死亡率略高于中部地区，东部地区最低，这与欠发达地区女性宫颈癌筛查普及度较低、HPV感染率较高有关。接种宫颈癌疫苗是预防宫颈癌的重要手段。

总体而言，我国东部、中部、西部地区的癌谱略有不同。胃癌、肝癌、宫颈癌等与慢性感染有关的恶性肿瘤在中部、西部欠发达地区的疾病负担较重，而结直肠癌、乳腺癌、甲状腺癌等与较高社会经济水平、西化的生活方式有关的恶性肿瘤在东部发达地区的疾病负担较重。因此在欠发达地区及高危地区应对重点肿瘤普遍开展早期筛查工作，在发达地区进一步提高肿瘤监测和筛查覆盖率可能是未来我国肿瘤防控工作的重点。

四、健康管理

健康管理主要是对个体或群体的健康进行全面监测、分析、评估，提供健康咨询和指导，以及对健康危险因素进行干预的全过程，通过调动个人、集体和社会的积极性，能有效地利用有限的资源来达到最大的健康效果。

1. 提升居民健康素养是健康管理的首要任务

提升居民健康素养水平，当务之急在于建立和完善纵向到底、横向到边的健康教育体系与网络，对全人群开展健康教育。纵向网络应从国家、省级一直到社区的健康教育专业人员，横向网络应从卫生健康部门外延到政府其他部门、事业单位、企业、社会团体、群众组织等。通过这样一个覆盖全人群、功能完善的健康教育网络进行健康知识传播，组织健康实践活动，把健康的知识和技能传授给每一位居民。

提升居民健康素养水平，要充分整合卫生健康部门的健康促进与健康教育资源，利用好健康中国行、建设卫生（健康）城市和文明城市、全民健康生活方式行动、相约健康社区行等平台。在制定疾病预防控制、健康教育、妇幼卫生、老年保健、食品安全等相关政策时，要将提高目标人群健康素养作为重点任务。在具体的健康教育形式上，既要充分利用社区的科普宣传阵地，开展健康咨询、健康培训，普及卫生与健康知识，也要充分利用微信、快手、抖音等网络平台和渠道，让专业医务工作者参与健康科普工作。

提升居民健康素养水平，还要建立并完善针对不同人群、不同环境与时俱进的养生处方库，发挥全民科学养生在健康促进和慢性病预防等方面的积极作用，把健康的"金钥匙"交给群众，让群众自觉维护身心健康。

2. 完善国内健康管理模式

健康管理是以控制健康危险因素为核心的，我国在健康管理方面采用健康监测、健康评估、健康干预手段，建立了一级、二级、三级预防并举的模式。一级预防，即病因预防，是在肿瘤尚未发生时针对病因或危险因素采取措施，降低有害暴露的水平，增强个体对抗有害暴露的能力，预防肿瘤（或伤害）的发生或推迟肿瘤的发生。二级预防，即疾病早发现、早治疗，又称为临床前期预防，在疾病的临床前期做好早期发现、早期诊断、早期治疗的"三早"预防措施。这一级的预防是通过早期发现、早期诊断而进行适当的治疗，来防止肿瘤临床前期或临床初期的变化，能使肿瘤在早期就被发现和治疗，避免或减少并发症、后遗症。三级预防，即治病防残，又称临床预防，三级预防可以防止伤残和促进功能恢复，提高生存质量，延长寿命，降低病死率。健康管理就是运用信息和医疗技术，通过维护健康、促进健康等方式帮助健康人群及亚健康人群建立有序健康的生活方式，降低风险状态，远离肿瘤。而一旦出现临床症状，则可通过安排就医服务，使其尽快恢复健康。

面对癌症防治的严峻形势，2019年6月，国务院印发《关于实施健康中国行动的意见》，明确提出实施癌症防治行动。卫健委印发的《健康中国行动——癌症防治实施方案（2019—2022年）》（以下简称"实施方案"）阐明了癌症防治工作的指导思想，提出坚持以人民为中心的发展思想，牢固树立大卫生、大健康的观念，坚持预防为主、防治结合、综合施策，创新体制机制和工作模式，聚焦癌症防治难点，集中优势力量在关键环节取得重点突破，明确到2022年"癌症发病率、死亡率上升趋势得到遏制，总体癌症5年生存率比2015年提高3个百分点"的总体目标及5个可量化的工作目标。

"实施方案"的核心内容：一是危险因素控制行动，强调健康知识普及和健康行为形成，倡导居民养成健康文明的生活方式；强调健康支持性环境建设，为居民提供健康安全的生活、工作环境。二是癌症防治能力提升行动，以促进防治资源均衡布局为目标，建设完善国家癌症中心、区域癌症中心和省级癌症中心，强化各级癌症防治机构职责，整体带动区域内癌症防治水平提升。三是癌症信息化行动，借力信息化，推进肿瘤登记工作的全面落实，促进信息资源的共享利用，推进癌症大数据应用研究，为循证决策提供依据。四是早诊断、早治疗推广行动，制定推广技术指南，扩大覆盖面及受益人群，以健全筛查长效机制为重点，推进癌症筛查与早诊断、早治疗工作向纵深发展。五是癌症诊疗规范化行动，加强诊疗规范化管理，做好患者康复指导、疼痛管理、长期护理和营养、心理支持，完善诊疗质控体系，优化诊疗模式。六是中西医结合行动，加快构建癌症中医药防治网络，提升癌症中医药防治能力，特别要发挥中医"治未病"的作用，强化癌症中医药预防及早期干预。七是保障救助救治行动，采取综合医疗保障措施，鼓励商业保险及公益慈善组织参与，畅通临床急需抗癌药的进口渠道及注册审批，完善医保药品目录动态调整机制，切实提高抗癌药物可及性，减轻群众就医负担。八是重大科技攻关行动，加强癌症相关学科建设，聚焦高发癌症发病机制、防治技术等关键领域，强化基础前沿研究、诊治技术和应用示范的全链条部署，促进科研成果转化和推广应用，打造以癌症防治为核心的健康产业集群。

　　我国在肿瘤防控的健康管理方面做了大量努力，建立完善了肿瘤防治工作领导协调机制，落实了财政投入，建立了多元化资金筹措机制，建立了癌症防治工作进展情况的跟踪、督导机制，有望达到预期目标。

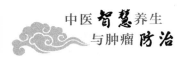

第二节 中医关于肿瘤发病因素的认识

祖国医学认为肿瘤不是局部性疾病，而是全身性疾病的局部表现。因为肿瘤是一类病，而不是一种病，其致病因素很复杂，一种因素可以引起不同的肿瘤，一种肿瘤又可能是各种因素作用的结果。在长期的实践中，中国古代医学家对肿瘤病因有朴素的认识，归纳起来不外乎两大方面：外因和内因。祖国医学对肿瘤的病因认识不但强调外因，而且重视内因，特别是精神因素、先天不足及脏腑功能失调多种病因的综合作用。在肿瘤的内外两方面发病因素中，外因和内因可合而为患，导致病变更为复杂，祖国医学理论提出的"邪之所凑，其气必虚"的见解，为进一步研究肿瘤的病因指出了方向。

《金匮要略·心典》载："毒，邪气蕴结不解之谓。""凡邪之甚者，皆可谓毒。"由此可知，凡邪气甚而蕴结不解都可称为毒。根据中医理论分析，恶性肿瘤的致病因素具有毒邪的如下特点：①毒邪深痼，影响脏腑。②易化热化火，败血伤阴。③病情缠绵，易成遗患。④毒邪往往相兼为病，如湿热毒、寒湿毒等。具体感邪的不同，导致肿瘤生成的毒邪有寒毒、湿毒、热毒、燥毒、风毒等的不同。⑤毒邪善于变化扩布，易于流散。

一、外感因素

祖国医学六淫外邪因素中也包含肿瘤的致病因素，认为肿瘤的发生与外邪侵袭有关，指出凡人体被外邪所侵，即可能积久成病。自然界的"风、寒、暑、湿、燥、火"，四时气候和环境的正常变化，简称六气。如果六气发生异常改变（太过或不及），就会变成六淫之邪，六淫夹杂着流行疫疠之气，侵袭人体，使人致病，甚至可以使人体发生肿瘤。毒则指外界因素中有别于一般因素的特殊致病因素——致癌因素。

1. 寒毒因素

《灵枢·百病始生》说："积之始生，得寒乃生，厥乃成积也。"说明寒等可以引致生瘤。《黄帝内经》云："寒气客于肠外，与卫气相搏，气不得荣，因有所系，癖而内著，恶气乃起，息肉乃生，其始得也，大如鸡卵。"说明寒邪等致瘤因素可能与正气的力量对比有关。

寒毒的生成：①外感寒毒，在风寒的季节为寒邪所伤，或者在炎热的夏季贪凉，被外来的寒毒侵袭机体而发病。②内生寒毒，长期过量食用寒凉食物或者所食之品被寒毒污染。

寒毒的致病特点：寒毒性凝滞收引，易致经脉收缩凝滞，精、气、血、津液等的生成输布排泄障碍，聚而成积；易伤阳气，阳气伤则卫外不固，易被外来寒毒侵袭，阳气伤则内在温煦散结功能减退，瘀毒难祛。

2. 湿毒因素

湿毒的生成：①外感湿毒，长夏湿盛的季节湿毒侵袭人体，或者疲惫时涉水、淋雨，或长期居于湿地。②内生湿毒，长期饮食生冷食物、腌制食物，或脾虚运化水湿失常，湿毒自生。

湿毒的致病特点：湿毒性重浊黏腻，易阻滞气机，脏腑经络之气受阻，血液、津液黏滞凝聚，以致产生瘀血、痰浊，进而成积；易伤阳气，湿毒伤人首困脾阳，使脾阳不振，运化无权，水湿停聚，痰饮内生，湿毒更甚。

3. 热毒因素

《灵枢·刺节真邪》曰："虚邪之人于身也深，寒与热相搏，久留而内著……邪气居其间而不反，发为筋瘤……肠瘤……昔瘤。"金朝刘元素总结病机认为"脾胃积火"结聚而成，指出热毒是肿瘤的致病因素之一。

热毒的生成：①外感热毒，暑热季节热毒侵袭人体，或外感其他病邪，久而化热成毒，或遭受电离辐射、长期的紫外线照射等均可使热毒生成。②内生热毒，素体阴虚，阳热偏盛，失去制约，亢而成毒；或过食辛辣、油炸、火烤等燥热食物，长期大量饮酒，使体内产生热毒；或五志过极，郁而化火，热毒自生。

热毒的致病特点：热为阳邪，其性燔灼向上，易伤津耗气，津液耗伤，阴精受损，阳亢无制，热毒更甚，燔灼焚焰，五体受损，正气大亏，邪气流散；易生风、动血，动血则血妄行于脉外，瘀血内阻，热瘀互结，久而成积，结聚不化。特别是放射、辐射造成的损伤具有火毒的特征，常常表现为高热、烦渴、烦躁、皮肤红肿、溲赤灼痛、舌红或绛、苔黄或燥、脉数等，甚者深入营血，耗损营阴，还可迫血妄行，动血耗血，损伤血络，导致瘀阻脉络。

4. 燥毒因素

燥毒的生成：①外感燥毒，秋冬季节燥毒侵袭人体。②内生燥毒，体内阴亏，燥毒自生，或遭受电离辐射、长期的紫外线照射、长期吸烟等均可使燥毒

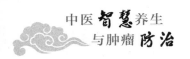

生成。

燥毒的致病特点：燥毒性干燥，易伤津液，易伤肺脏。

5. 风毒因素

《灵枢·九针论》曰："四时八风之客于经络之中，为瘤病者也。"《诸病源候论》说："积聚者，乃阴阳不和，脏腑虚弱，受于风邪，搏于脏之气所为也。"指出感受风毒是重要的致瘤因素。

风毒的生成：①起居不慎，感受四时不正之风气。②卫外不固，易为风毒侵袭。

风毒的致病特点：风毒为阳邪，性开泻升散，易伤卫气，卫外不固，更遭寒侵；风毒易杂合他气致病，如风寒毒、风湿毒、风燥毒、风热毒等；风善行而数遍，常使病情急剧变化，毒邪流散，扩布周身。

毒邪是外界因素中有别于一般因素的特殊致病因素，寒毒、湿毒、风毒、热毒、燥毒可单独致病，也可多种毒邪合在一起致病，还可表现为一种毒邪为起始因素，其他毒邪为加重因素，多在阴阳不和、脏腑虚弱的情况下侵入人体而致病。在大多数情况下，肿瘤因寒而起，寒邪堵塞经络，经络不畅，日久形成包块。包块因寒而起，瘀滞日久而成，郁积可以化火，本因寒起，复又化热，寒中有热，热中有寒；清热解毒可以解其热，短期内可以缩小包块，却会加重经络瘀塞，用温药可以散经络之寒，却会加快包块的生长，其中平衡如何掌握很是关键。

6. 中医外感因素的现代医学认识

在外感因素中，现代医学认为病毒感染因素和环境毒邪因素是外感因素中的重要组成部分。

（1）病毒感染因素。当今社会，由于自然气候的异常变化，以及人流、物流的频繁往来，致使一些病原体广泛传播，造成大的传染病流行或人与人之间交互感染。由于历史条件的限制，古人尚未发现各种致病微生物，但已经感知到它们的存在和危害。《诸病源候论·温病令人不相染易候》说："人感乖戾之气而生病，则病气转相染易，乃至灭门"，吴又可《瘟疫论》明确指出："一气自成一病"。研究发现，乙型肝炎与肝癌、丙型肝炎与肝癌、乳头瘤病毒与宫颈癌、幽门螺旋杆菌与胃癌等关系密切。

病毒感染因素的致病特点：呈阴性或显性感染，部分处于免疫耐受状态，难以彻底清除；多结于脏腑、血分，深结不解；可以相互传染，感染他人。病毒感染因素作用于机体后表现出寒毒的致病特点，或湿毒、风毒、热毒、燥毒的致病特点，之所以表现出不同的致病特点，与不同的病毒感染因素有关，还与病毒感染因素作用于机体的反应性有关。

（2）环境毒邪因素。环境毒邪是由于环境污染所产生的，进而毒害人体的一类外感病邪，它包括大气污染、水污染、海洋污染、噪声污染、生物污染、辐射污染等。环境毒邪由外而入，或从皮毛，或从口鼻，或从官窍，侵入人体。

环境毒邪的致病特点：①环境毒邪具有毒性，易毒害人体，导致中毒。主要以有毒成分如毒气、毒物，或毒害人体的因素如噪声、射线等，影响人体健康，导致疾病发生。②环境毒邪伤及脏腑功能，影响精、气、血、津液代谢，引起内伤疾病。③环境毒邪致病性强，或久积邪伏。

大气污染是常见致癌因素。肺癌现已成为我国第一大癌症，也是我国男性第一大癌症，死亡率居恶性肿瘤首位，发病率每15年增加一倍，增幅势头迅猛。肺癌发病例数和死亡人数居高不下的原因主要是空气污染。英国伯明翰大学的研究报告显示，儿童患癌症与其出生后不久甚或更早的时候暴露在燃气、汽车尾气中有很大的关系。世界各地的报告显示，城市肺癌病例增加较农村更加明显，尤其在发达国家。挪威曾观察在过去20年间，城市男性肺癌患者增加了60%，女性肺癌患者增加了90%。上海市调查也发现，城市中心地区肺癌死亡率高于城市周边地区，城市周边地区高于近郊区，近郊区又高于农村地区。甘肃肺癌发病率居全国之首，而城市比农村平均高出大约20%。城市肺癌发病率高可能主要是城市工业废气、汽车尾气及人口密集等造成的，因为用城市空气做发散试验和化学分析，结果表明城市中的空气含有多种化合物，用动物做实验显示可以引起癌症。

汽车尾气可诱发肿瘤。统计表明，近年来随着汽车数量的快速增长，肺癌发病率明显升高，这也是城市人口较农村居民肺癌患病率明显偏高的原因之一。汽车尾气主要是指排气管排出的废气，废气中含有150~200种不同的化合物，其中对人体危害最大的有一氧化碳、碳氢化合物、氮氧化合物及悬浮微粒等。如燃料不完全燃烧时，碳氢化合物和氮氧化合物会反应生成挥发性有机化合物（如苯）和烟雾（地面臭氧），这些物质会导致人嗜睡、眼睛发炎，产生神经毒性效应，并造成呼吸暂时困难、长期肺损伤，同时它们也是强致癌物质，会引发肺癌、甲状腺癌等癌症；微粒物和硫氧化物还可形成酸性硫酸盐气溶胶，深入肺部会对肺造成伤害。因汽车尾气排放污染高度主要在0.3~2m之间，正好是人体呼吸范围，会刺激呼吸道，降低肺通气功能，使呼吸系统免疫力下降，导致暴露人群呼吸困难、肺功能下降，慢性气管炎、支气管炎的发病率升高，诱发肿瘤。

吸烟可诱发肿瘤。早在20世纪50年代就有研究发现：吸烟者发生肿瘤的危险性为非吸烟者的10倍，其危险性随着吸烟量的增加而加大。香烟中的煤焦油具有化学致癌性，吸烟不仅与肺癌有关，也会引起其他一些癌症，它使发生喉癌的危险性增加8倍，口腔和咽部癌症增加4倍，食管癌及胃癌增加3倍，膀胱癌和胰腺癌增加2倍。

厨房油烟可诱发肿瘤。科研人员对食用油加热后释放出来的油雾进行细胞学和动物学实验，发现菜籽油、豆油在加热到270~280℃时产生的油雾状凝聚物，可以导致细胞染色体的损伤而促使癌症发生。

放射性辐射有致癌作用。典型的例子是日本长崎、广岛两地的原子弹受害者，短期内死亡人数达20多万人，而幸存者在事后的数年间，白血病、乳腺癌、肺癌、骨肉瘤、甲状腺癌、皮肤癌等的发病率明显比其他地区高；1979年美国三里岛核电站事故，以及1986年苏联切尔诺贝利核电站事故都导致大量放射性物质外泄，除了引起不少人因急性放射病死亡外，受害人群中癌症发病率比普通人群高7倍；开采含有放射性物质的矿井，可引起矿工肺癌发病率明显升高。实验证明，一次大剂量放射线照射后，常可诱发白血病；长期小剂量放射线照射后，常可诱发肝癌、肺癌、乳腺癌及其他软组织的恶性肿瘤。

长期强烈的太阳光中紫外线照射可诱发皮肤癌，初起可致皮肤干燥、脱屑、形成黑斑、皮肤萎缩，接着过度角化，进而形成乳头状瘤，并可能发展为皮肤癌。有遗传性着色性干皮病的人，更容易发生皮肤癌。

长期的热辐射，可导致皮肤癌和软组织肿瘤。例如生活在某严寒地区的人有长期使用腹部烤炉取暖的习惯，该地区居民腹部软组织恶性肿瘤的发病例数较多。

现代医学对物理因素、化学因素、生物因素（如细菌、病毒、寄生虫）、大气变化因素、地震海啸引起的重金属因素、放射性因素等外因环境致癌因素做了深入研究，认为80%肿瘤患者患病与外界环境中致癌因素有关。

大气污染、烟草、油烟污染等致癌因素的致病特点：具有普遍性和广泛性，生活中长期存在而防范不够，久伏深结不解，著而成病。环境毒邪因素作用于机体后可表现出寒毒的致病特点，或湿毒、风毒、热毒、燥毒的致病特点，之所以表现出不同的致病特点，与不同的环境毒邪因素有关，还与环境毒邪因素作用于机体的反应性有关。

因此，肿瘤患者与外界环境中致癌因素密切相关，这与中医学的外邪侵袭发病观是一致的。

二、内伤因素

内伤因素是指因人的情志或行为不循常度，直接伤及脏腑而发生的致病因素，包括七情、过劳、过逸、饮食失宜等。祖国医学指出"邪之所凑，其气必虚"，提出了"内虚"为疾病产生的根本原因，先天禀赋不足或后天失养引起脏腑虚亏，或由于外感六淫、内伤七情等引起的气血功能紊乱、脏腑功能失调等对于肿瘤发病及发展有重要意义。

1. 情志因素

情志因素主要是指七情。《素问·阴阳应象大论》说："人有五脏化五气，以生喜怒悲忧恐。"指出正常情况下的喜、怒、忧、思、悲、恐、惊是人体正常的精神情志活动，是人体对外界环境的一种生理反应，与脏腑有着密切关系。《素问·举痛论》说："喜则气和志达，荣卫通利。"乐观的情绪，舒畅的心境，可以缓和紧张情绪，使人气血平和。七情致病，具体表现在气机方面的变化，如怒则气上，忧思则气结，悲则气消，恐则气下，惊则气乱，喜则气缓。七情与五脏的关系：暴怒伤肝，过喜伤心，忧思伤脾，过悲伤肺，过恐伤肾。在情志所伤的病证中，以心、肝、肾三脏和气血失调多见，包括现代医学的神经、内分泌和免疫系统功能失调在内。七情太过或不及，突然的、剧烈的或持久的精神刺激，引起暴怒、狂喜、痛哭、大惊、卒恐、思虑过度、忧思过度、愁忧不解，使人体气机紊乱，脏腑阴阳气血失调，从而导致肿瘤的产生。

中国古代医学家认为一些肿瘤的发生、发展与情志不遂密切相关。《灵枢·五变》中第一次提出了"积聚"之名，并认为"内伤于忧怒，……而积遂成矣"。明代陈实功说："乳岩由于忧思郁结，所愿不遂，肝脾气逆，以致经络阻塞，结积成核。"明确指出了情志因素，特别是忧思在乳岩发病中的重要作用。《医宗金鉴》谓失荣证由"忧思恚怒，气阴血逆，与火凝结而成"。《医宗必读·反胃噎膈》认为噎膈"大抵气血亏损，复因悲思忧虑，则脾胃受伤，血液渐耗，郁气生痰，痰则塞而不通，气则上而不下，妨碍通路，饮食难进，噎塞所由成也"。《澹寮集验方》中论述"五积"时曾曰："盖五积者，因喜怒忧思七情之气，以伤五脏……故五积之聚，治同郁断。"综上所述，可见历代医家在分析肿瘤病因时，都十分重视情志因素，认为七情内伤尤其是忧思不能自拔在肿瘤的发病及发展上有着重要的作用。七情内伤不仅可以直接引起气血脏腑功能失调而致气滞血瘀，津停痰阻，日久而成瘤，而且由于七情内伤，又易致外邪侵袭，通过"正虚"内外合邪，多因素综合作用产生肿瘤。

情志因素对病情的影响实际上是很大的。曾有1例患者因腹部疼痛、腹泻在当地医院做CT检查，被诊断为肝癌，立刻精神崩溃，卧床不起，饮食不下，后在上海的医院会诊认为CT是伪影，而不是肿瘤，患者这才感到饿了，很快恢复了正常，至今生活得很好。有研究表明，癌症患者的死亡，大约有1/3是心理恐惧造成的，许多患者错误地认为肿瘤是"不治之症"，情绪消极，心灰意冷，放弃求生欲望，不能有效调动身体体内的防御力量，导致人体的气机紊乱，脏腑阴阳气血失调，使病情迅速发展，故临床常见不同患者，治疗方法相同，病情的轻重相仿，治疗结果却因精神因素的不同大相径庭。因此，面对疾病，保持乐观的生活态度能有效地激发与调动体内潜藏抵御癌细胞的能力，对战胜癌症起着不可低估的作用。

临床研究发现，社会心理的紧张刺激会降低或抑制机体的免疫能力，许多肿瘤患者在发病前都有长期的情志异常或遭受过重大的精神打击，忧郁、焦虑、失望和难以解脱的悲伤等不良情绪常常是癌症发生的"前奏"，癌症的发展速度与个体的生活方式突然改变或心理因素变化有关。精神刺激引起的消极情绪可能是癌症的"活化剂"，而积极的情志活动则能预防肿瘤的发生或延长肿瘤患者的生命。现代医学研究发现在人体内环境的调节中，精神因素起着十分重要的作用，机体的细胞间、组织间、某些器官与周围环境之间时刻进行着"信息交流"，机体在接受最适信息时，生理活动处于最佳状态，可以抑制肿瘤的发生；信息低负荷或极端负荷，可导致神经、内分泌功能的紊乱和机体免疫功能的降低，将会使人体内环境紊乱，并有可能导致肿瘤的发生。

2. 饮食因素

饮食是维持人体生命不可缺少的物质基础，生命全赖饮食化生气血精微物质以资营养，《素问·平人气象论》曰："人以水谷为本。"《素问·六节脏象论》说："五味入口，藏于肠胃，味有所藏，以养五气，气和而生，津液相成，神乃自生。"指出合理的膳食是维持和增进健康、减少疾病、延年益寿的重要条件。中医十分重视饮食失调在肿瘤发病中的作用，认为在食法上过热饮、过热食是导致肿瘤的重要因素之一；在饮食内容上，过食肥甘厚味、鱼腥、乳酪、不洁之物和饮酒是导致肿瘤的又一重要因素。

（1）饮食不当。进食中的一些物理性刺激因素能促使肿瘤发生。食物粗糙、质硬难化、吞咽过快等都会使食管和胃受到损伤，若加上感染助长食管炎和胃炎长期不愈，久之会导致食管和胃的上皮细胞出现增生性病变，甚或导致癌变。

吃热烫食物易引起癌变。据临床观察，大多数胃癌和食管癌患者，多有长期食用热烫食物的习惯。热烫食物对食管和胃黏膜有灼烧作用，久之会导致食管上皮细胞的恶变。据报道，我国华北地区食管癌高发就与当地居民喜食热饮有关。

长期过量饮酒易引起癌变。一方面，长期过量饮酒易直接"灼伤"食管和胃黏膜，诱发细胞增生病变。《医学统旨》在论述噎膈病因时指出："酒面炙煿，黏滑难化之物，滞于中宫，损伤肠胃，渐成痞满吞酸，甚则为噎膈反胃。"《医门法律》曰："滚酒从喉而入，日将上脘炮灼，渐有热腐熟之象，而生气不存，狭窄有加，只能纳水，不能纳谷者有之，此所以多成膈症也。"另一方面，酒可能是致癌物的"帮凶"，酿酒的主要原料（大米、高粱、玉米等粮食）如果保存不当，发霉变质后则含有大量黄曲霉素，加上酒中醇类和醛类的刺激，易诱发癌细胞。研究结果显示，女性乳腺癌患者不断增加与长期饮酒不无关系；经常饮酒的男性患结肠癌的可能性是不饮酒者的两倍，空腹饮酒更为严重。长期饮酒者如果放弃饮酒，其患结肠癌的潜在风险同那些饮酒者是一致的，并不会因为放弃饮酒而在短期内得到改善。饮酒时吸烟会对致癌产生"协同"效应，吸烟者吸入一口烟同时喝下一口酒，便会将口腔内和咽喉部位的焦油物质冲洗下去，酒作为一种有机溶剂，会溶解香烟中的致癌物及其他有害物，帮助其渗透到细胞内部，对食管和胃黏膜细胞造成伤害，久而久之就容易导致食管癌和胃癌发生，也是口腔癌、咽癌、鼻咽癌、喉癌、肝癌、胰腺癌和结直肠癌发生的重要因素。

（2）饮食不节。《黄帝内经》提出的饮食养生原则必须做到饮食五味调和，即"食饮有节"（《素问·上古天真论》）、"谨和五味"（《素问·生气通天论》），尤其重在"节""和"二字，力戒饮食过量及五味偏嗜。《素问·痹论》说："饮食自倍，肠胃乃伤。"《素问·生气通天论》也说："因而饱食，筋脉横解，肠澼为痔。因而大饮，则气逆……"，指出了过量的饮食可使肠胃损伤，气血失调。《黄帝内经》中还有许多关于调和五味、五味不可偏嗜的论述，如《素问·五脏生成》指出："多食咸，则脉凝泣而色变；多食苦，则皮槁而毛拔；多食辛，则筋急而爪枯；多食酸，则肉胝而唇揭；多食甘，则骨痛而发落。"《素问·宣明五气》云："辛走气，气病无多食辛；咸走血，血病无多食咸；苦走骨，骨病无多食苦；甘走肉，肉病无多食甘；酸走筋，筋病无多食酸。"这些都说明五味偏嗜也可引起多种疾病，可见饮食五味调和的重要性。

饮食不节包括两个方面：一是指在食量上不节制，二是指饮食偏嗜。这两个方面都可以造成脾胃功能失调，从而产生食滞、痰浊等病理改变，导致气血瘀滞，均与肿瘤的诱发有关。宋代《济生方》说："过餐五味，鱼腥乳酪，强食生冷果菜，停蓄胃脘……久则积结为癥瘕。"明代《医学统旨》提道："酒面炙煿，黏滑难化之物，滞于中宫，损伤脾胃，渐成痞满吞酸，甚则为噎膈反胃。"以上论述都认为平素饮食失调，损伤脾胃，从而产生食滞、痰浊等病理改变，导致气血瘀滞，均与肿瘤的诱发有关。

致癌物质亚硝胺化合物的前身亚硝酸盐与二级胺以稳定的形式广泛存在于自然界中，植物与农作物中含有亚硝酸盐及硝酸盐，在长期储存的水果和蔬菜中，亚硝酸盐的浓度会大大增加；二级胺也广泛存在于鱼类、肉类及谷类中。因此，古代医学家强调避免"过餐五味，鱼腥乳酪，强食生冷果菜"是有科学依据的。

经常进食高蛋白、高脂肪的人易患肠癌。胃肠道在消化高脂肪类食物时，需要更多的胆汁，多余的胆汁被肠道细菌分解后，产生有致癌作用的二级胆酸，这种致癌物常年作用于肠黏膜，就容易使肠黏膜发生癌变。同时经常进食高蛋白、高脂肪的人，肠道中厌氧菌较多，大肠厌氧菌能将胆酸分解成不饱和的多环烃，是致癌物质，这种致癌物常年作用于肠黏膜，就容易使肠黏膜发生癌变。研究发现高脂肪饮食中饱和脂肪、反式脂肪等都属于有害脂肪，它们可以损害人体正常细胞遗传的物质基础——脱氧核糖核酸（DNA）长链上的某些遗传基因发生结构性改变，使DNA在复制或翻译过程中发生错误，让某些正常细胞变成了潜伏的癌细胞。当这个潜伏的癌细胞遇到适合它发展的机会，如机体免疫监视功能降低、免疫功能减退等时，就会很快分裂成肿瘤细胞，因此饱和脂肪、反式脂肪等都属于有害脂肪，是致癌因素或者是基因的诱变剂，摄入的动物脂肪越多，溶解和吸收致癌物质的危险性就越大。在动物试验中也已证实，不饱和脂肪酸愈多，化学性致癌物质诱发动物肿瘤的可能性就愈大，而死于肿瘤的年龄也愈小。流行病学研究表明：西方人由于长期食用高脂肪膳食，乳腺癌、前列腺癌和结肠癌的发病率明显高于东方人。

现代从热量的摄取和肿瘤的关系来研究，也得出肥胖的人肿瘤死亡率比瘦弱的人高。国外有研究认为，男性肥胖与直肠癌、膀胱癌的发病率相关，女性肥胖则与乳腺癌发病率相关。可见中国古代医学家认为饮食中肥甘厚味为病因之一是有道理的，饮食不节有可能致癌。科学家们在对动物的研究中还发现，癌症的发生与进食种类关系不大，而和进食数量关系密切。

《素问·脏气法时论》具体提出了饮食五味养生大法，即"五谷为养，五果为助，五畜为益，五菜为充，气味合而服之，以补益精气"的著名饮食五味养生理论，这与现代医学提倡的"粗细搭配，荤素搭配"营养学观点是完全一致的，具有极高的理论意义和临床价值。

（3）饮食不洁。饮食不洁容易使致癌物质进入体内，是造成癌变的条件。《养生方》说："诸山水黑土中，出泉流者，不可久居，常食令人作瘿病，动气增患。"强调了饮食不洁有可能致癌。现代研究证明，含亚硝胺化合物、苯并芘、黄曲霉素、苯等致癌物质的食品或被这些致癌物质污染的食品可引发肿瘤。

常食熏制食品可诱发癌变。①熏制品含有强致癌物质苯并芘。熏制食品时用的木柴、煤炭、谷糠、秸草、液化石油气等可产生3，4-苯并芘这类物质，熏制过程中会污染食物；当食品在烟熏和炙烤过程中发生焦烤或炭化时，苯并芘生成量将显著增加，烟熏温度达到400~1 000℃时，苯并芘的生成量可随温度的上升而急剧增加，如淀粉加热至390℃时可产生0.7mg/kg的苯并芘，加热至650℃时可产生7mg/kg的苯并芘。科学家所做的动物实验证明，长期用烟熏的羊肉和鳟鱼喂大鼠，大鼠最终全部死于胃癌。②熏制品中可能还含有其他一些潜在的致癌物质。一些研究在熏烤和烧焦食物中发现一种"致突变原"，动物实验证明其毒性比苯并芘大100倍，不过这种"致突变原"的具体成分尚未确定。

常食腌制类食品可诱发癌变。①腌制类食品中含有致癌物质——亚硝酸胺。腌制类食品在加工过程中会加入很多盐，盐中含有杂质，如亚硝酸盐、硝酸盐等，可能产生如亚硝酸胺等有害物质。食品在腌制的过程中易被细菌污染，导致食品中的硝酸盐可能被微生物还原成亚硝酸盐，亚硝酸盐在体内遇到胺类化合物时，生成一种致癌物质亚硝酸胺，例如萝卜、雪里蕻、白菜等天然蔬菜中含有一定数量的无毒硝酸盐，腌制1小时后亚硝酸盐含量增加，两周后可达到高峰，并可持续2~3周。如果腌制时间过短，亚硝酸盐含量会超过安全的剂量范围。更为严重的是，腌制类食品中的硝酸盐和亚硝酸盐可与肉（如香肠、火腿等腌制的其他动物食品）中的二级胺合成亚硝酸胺，这是食管癌、胃癌等消化道肿瘤发生的重要因素。②腌菜中盐分过高，易损害食管、胃、肠道黏膜，引起食管、胃、肠道炎症和溃疡的发病率升高，与亚硝酸胺一起诱发肿瘤。

常食霉变食品可诱发癌变。霉变食品的致癌因素主要是黄曲霉素，黄曲霉素是目前发现的最强的致癌物质，其致癌力比二甲基亚硝胺诱发肝癌的能力大75倍，比3，4-苯并芘大4 000倍，它主要诱使动物发生肝癌，也能诱发胃癌、肾癌、结直肠癌，以及乳腺、卵巢、小肠等部位的癌症。1988年国际癌症研究机构将黄曲霉素B_1列为人类致癌物。一般在热带和亚热带地区，食品中黄曲霉素的检出率比较高，据调查，我国肝癌高发区，特别是温湿的长江以南地区，肝癌发病例数明显增多是因为当地气候很适宜霉菌的生长，食物霉变而产生黄曲霉素的现象较为严重，如玉米、花生、大米等均可污染，这就充分说明了癌症与黄曲霉素密切相关。动物实验发现以小剂量的黄曲霉素长期喂养猴子，可引起猴子肝脏里长出肿瘤，即"肝癌"。

常食被化学物质污染的食品可诱发癌变。食物中污染物质增加，如蔬菜、瓜果中的杀虫剂，食品中对人体有害的添加剂等，使癌变风险加大。

常食报纸包的食品可诱发癌变。生活中常有人利用废旧报纸、杂志包装食物，这是极不卫生的现象。因为这些废旧报纸上均有黑色油墨印的字，印刷厂采用的油墨原料基本上都含有毒物质，如苯、甲苯、二甲苯、聚氯乙烯、糊状树脂等，用废旧报纸包装食物，易污染食品，使有害物质进入人体。据报道，油墨原料中有的毒素能引起人体细胞癌变，有的甚至能破坏细胞的遗传基因，危害下一代。

因此，无论是饮食不当，还是饮食不节、饮食不洁，均能影响脾胃运化功能，最终导致津伤气结痰凝而变生肿块，而脾胃虚弱人群更易受这些因素的影响而发病。《济生续方》中在论述积聚病因时言："凡人脾胃虚弱，或饮食过度，或生冷过度，不能克化，致成积聚结块。"这些观点与现代营养与肿瘤发生的观点颇为相似。

3. 劳逸因素

中医理论强调"不妄作劳"，正常、适度而且合理的劳作与活动有助于人体脏腑、经脉、气血的功能活动及调节，增强体质；必要的休息可以消除疲劳，恢复体力和脑力，这些均有利于维持人体正常的生理活动，不会使人发病。但是长时间的过度劳累或过度安逸（简称为过劳、过逸），则能致人发病。

《素问·经脉别论》说："生病起于过用，此为常也。"强调了这种"过用"是很多疾病产生的原因。健康的人阴阳平衡，其气血阴阳处于一种动态的、平和的、和谐的状态。人体脏腑、经脉、气血的功能活动及调节能力有一定的限度，过劳且一旦超过了机体自身功能活动范围及调节能力，就会打破这种动态的平衡状态，导致疾病的发生。过劳，包括劳力过度、劳神过度、房劳过度三方面。

（1）劳力过度，是指长期的劳累，得不到有效的休息，从而耗伤机体之气，而积劳成疾。正如《素问·举痛论》所说："劳则气耗。"《灵枢·九针论》谓："久视伤血，久卧伤气，久坐伤肉，久立伤骨，久行伤筋，此五久劳所病也。"针对过劳为病，《黄帝内经》养生理论中明确提出要"行劳而不倦""不妄作劳"，即要常小劳，但不要过劳。过劳就会损伤精、气、神、形，致正气虚衰，这不仅是多病而减寿的原因，也是肿瘤产生的重要原因。

（2）劳神过度，是指思虑、脑力劳动太过。《灵枢·本神》指出："心怵惕思虑则神伤。"《灵枢·大惑论》则谓："神劳则魂魄散，志意乱。"脾在志为思，心主血脉，藏神，思虑过度则暗耗心血、损伤脾气，脾气受损，失却健运，气血生活乏源，正气日渐消损。适度而合理地休息，能使机体与大脑得以修整，气、血、精、津液得以恢复，从而保持充沛的体力和旺盛的精力。所以，劳逸结合而且适度，才能增强体质，减少或防止疾病发生。

（3）房劳过度，主要是指性生活不节。房劳过度不仅最易耗损肾精，而且也常会损伤肝脏，最终使肝肾两亏。耗伤阴血和阳气即动摇生命之根本。《素问·萎论》说："筋萎者生于肝，使内也。"《医贯》也指出："肾之阴虚则精不藏，肝之阳强则火不秘，以不秘之火，加临不藏之精，有不梦，梦即泄矣。"尤其是酒后入房，更易导致肝阳耗竭，如《寿世保元》说："大醉入房，气竭肝阳，男人则精液衰少，阳痿不举；女子则恶血淹留，生恶疮。"因此，《黄帝内经》针对房劳过度还特别提出了房事养生理论，如《素问·上古天真论》提倡"节劳"和"节欲"，不能"醉以入房，以欲竭其精，以耗散其真"，但又不能"无欲"。对于肿瘤病期和复瘥期，由于身体虚弱，气血不足，阴阳失调，更宜慎房事，节欲以保精。若病中行房，则损伤机体，加重病情。临床上，有些肿瘤患者，经过治疗症状基本消失后，如房事不节，往往使病反复发作，已消失的症状又重新出现。从现代医学来看，房事过度，则会影响组织蛋白的形成，使血循环不畅、代谢降低及内分泌失调，不仅造成身体虚弱，而且容易感染疾病或者旧疾复发。

过度安逸同样不利于肿瘤疾病的康复。因为不活动会使人体气血不畅，脾胃功能减弱，发胖臃肿，肢体软弱，精神不振，甚则继发他病。所以肿瘤患者一般在病情稳定期，均可从事适当的劳动和进行体育锻炼。但劳动要根据个人体质情况，掌握"宜常小劳，莫至大疲"的原则。动则阳生，适当参加劳动和工作，不仅有利于增强体质，而且可以使人精神愉快，情绪舒畅，有助于身体的康复。

4. 体质因素

体质是个体生命过程中，在先天遗传和后天获得的基础上，表现的形态结构、生理机能及心理状态等方面综合的、相对稳定的特质，体质的物质基础是人体的脏腑、气血、津液。

中医对体质的研究，最早可以追溯至《黄帝内经》编写的时代，《灵枢》按阴阳五行把人的体质分为阴阳二十五人和阴阳五态人。现代中医体质理论将人体体质分为九种，即平和质、阴虚质、阳虚质、气虚质、血瘀质、痰湿质、湿热质、气郁质、特禀质。从体质的形成过程来看，首先个体体质继承了自身家族遗传特性，生长发育过程是一个不断演变的规律性过程，因此其具有稳定性的特点；其次个体体质又受气候、饮食、情志和各种社会环境的影响，会做出适应性的改变。体质是决定疾病发生、发展的重要因素，体质壮者，脏腑功能正常，气血、津液充足，正气旺盛，抗邪有力，不易发病；体质弱者，脏腑功能失常，气血、津液不足，抗邪无力而易罹患疾病。体质也影响疾病的传变、转归和预后：体质强壮者，病易向愈，预后较好；体质差者，病情缠绵，预后较差。体质特质决定着人体对某种致病因素的易感性及其病变类型的倾向性。

体质因素与肿瘤的发生密切相关。不同人群在相同环境下有的发生肿瘤，有的不发生，原因就是不同个体体质差异对环境的反应性不同。体质的差异是由脏腑、气血、津液的组成和功能的不同所致，当人体体质出现偏颇时，意味着机体调节功能发生障碍，其间多伴随正气虚弱的因素。肿瘤患者的体质以虚和郁为主较多见，在总体上表现为虚中有实，一方面，肿瘤是机体脏腑气血阴阳运行失调的局部反映；另一方面局部的实质性病灶又进一步阻碍机体的阴阳平衡运动，从而使患者体质呈现出某些偏盛失调。一般来说，阳虚质、气虚质、痰湿质、血瘀质、气郁质等5种体质都是产生肿瘤的易感体质。阳虚阳气失于敷布，寒湿凝聚是肿瘤的重要病机，寒湿凝聚又加重阳气受损，推动血行无力形成血瘀，痰、湿、瘀有形之邪助长了肿瘤发生、发展；气郁易导致气结，气结则阳气不通，阳气不通出现在何脏何腑，肿瘤就有可能发生在何处。现代研究也表明，各种因素导致人体癌基因和抑癌基因的失衡是肿瘤发生的一个重要原因，不同体质癌基因的表达可能也不相同，因此体质因素与肿瘤发病相关性值得深入研究。

体质因素与肿瘤的预后密切相关。人体正气和邪气盛衰是决定疾病预后的两个重要因素。手术和放/化疗后患者本身肿块已切除，从病的角度来说，已处于无瘤状态，邪气已祛，理论上已不需要治疗，但60％~70％的患者仍会发生肿瘤复发转移，说明人体正气水平即体质状态是肿瘤复发转移特别是手术、放/化疗后的患者肿瘤复发转移的决定因素。对于晚期肿瘤患者，正邪相争，正气渐虚、邪气渐盛，此时肿瘤的恶化情况虽然与邪气的盛衰和治疗是否得当有很大的关系，但是正气充盛得以与邪气相抗衡，可以延缓疾病进展。此时扶正祛邪是防止肿瘤恶化的一个重要手段，其中扶正就是调整体质。

5. 脏腑功能失调

脏腑是维持人体生命活动的重要器官，包括五脏（心、肝、脾、肺、肾）、六腑（胆、胃、小肠、大肠、膀胱、三焦）。在正常情况下，五脏之间功能有着相互促进、互相制约的关系，六腑之间有着承接合作的关系，脏与腑之间有着表与里的相互关系，五脏与肢体五官之间有着所主与归属及外部器官（眼、耳、口、鼻、舌、前后阴）的开窍关系等，这样就构成了人体内外各部功能相互联系的整体，各脏腑之间功能协调，才能完成复杂的生理功能。但当一个或一个以上的脏腑受到外因（邪气、邪毒）或内因的损害，发生功能失调时，如七情刺激，致肝郁气滞，气滞则血病，气血凝结，日久不散，则渐成肿块。无论外邪或内因伤及肺、脾、肾，致使三脏虚弱，肺虚失其通调水道，脾虚失其水湿健运，肾虚失其水液之蒸化、开阖，水液失于输布、运化和通调，以致水湿停积成饮。如果脏腑功能失调，则表现正气虚衰，致癌因子就会乘虚作祟，容易发生肿瘤。

中医在临床辨证论治过程中，强调人整体的健康状况和各脏腑功能在肿瘤发病中的重要作用。《诸病源候论》中说："积聚者，由阴阳不和，脏腑虚弱，受于风邪，搏于脏腑之气所为也。"明代张景岳在《景岳全书》中说："凡脾肾不足，及虚弱失调之人，多有积聚之病。"明代徐春甫在《古今医统大全》中也指出："气血日亏，相火渐炽，几何不至于膈噎。"以上这些都说明脏腑虚亏，发生功能失调，是产生肿瘤的内在因素。

祖国医学还发现年龄在肿瘤发病中的意义，年龄愈大，癌症的发病率愈高。明代申斗垣指出："癌发四十岁以上，血亏气衰，厚味过多所生，十全一二。"其他古代医家也多指出："年五十以上"或"五六十岁以后"为癌症高发年龄。明代赵养葵在论噎膈时说："惟男子高年者有之。"张景岳指出："少年少见此症，而惟中衰耗伤者多有之。"说明年龄因素对肿瘤发病的意义。中医理论认为，年龄愈大，其"肾气"愈衰弱，肾藏精的功能愈减退，机体的脏腑生理功能也愈容易失调，致使防御功能减退，机体免疫机能也减退，从而容易受到致癌因素的影响。

第三节　中医关于肿瘤发病机理的认识

肿瘤的发病机理复杂多变，至今仍未完全研究清楚。中医对其发病机理的认识常常是通过临床表现，审证求因提出各种疾病的病理机制，并根据辨证论治的结果进一步证实或者修正。我们结合中医临床观察及中医理论，将肿瘤的发病机制及中医病理归纳为以下几方面论点。

一、阴阳失调

机体在疾病发生、发展过程中，由于各种致病因素的影响，机体阴阳双方失去相对的协调平衡，形成以阴阳一方偏盛与另一方偏衰为核心的一系列病理变化。同时，阴阳失调亦是对脏腑、经络、气血、营卫等相互关系失去协调和平衡，以及表里出入、上升下降等气机失常和人体各种功能性与器质性疾患等病理机转的高度概括。因此，阴阳失调是肿瘤发生、发展的根本原因。

癌细胞由人体正常细胞突变而来，这是一个很漫长的变化过程，其变化过程，也就是长期的阴阳失调过程。只是在这个漫长的变化过程中，我们"看"不见癌细胞形成的肿块，只有当很多癌细胞堆积在一起才形成可以见到的肿块。"看"不见癌细胞并不意味着癌细胞没有形成，采用先进的分子生物学手段，我们可以发现癌基因和抑癌基因发生变化，发现细胞突变的蛛丝马迹，甚至可以发现循环中的癌细胞，只是由于机体有免疫力，没有形成癌细胞适合生长的环境，这些癌细胞并不形成肿瘤。促进阴阳失调向阴平阳秘转化是预防肿瘤发生的重要手段。

在临床上，阴阳失调的病理变化多与肿瘤的寒热性质密切相关。《素问·阴阳应象大论》说："阳胜则热，阴胜则寒。"《素问·调经论》又说："阳虚则外寒，阴虚则内热，阳盛则外热，阴盛则内寒。"说明在肿瘤发展的过程中人体大多存在着病变性质的或寒或热、寒热错杂、寒热真假等病理变化，这与阴阳进一步失调密切相关，通过宏观地纠正阴阳失衡，就可能阻止肿瘤的发展，这是因为在一定程度上消除了适合肿瘤生长的环境和条件。但阻止肿瘤的发展，不一定能消除肿瘤，可能处于"带瘤生存"的状态。通过宏观地纠正阴阳失衡，机体免疫保护功能强于肿瘤扩散能力，使癌细胞长期"静止""休眠",有效地抑制了癌细胞扩散,常见的癌性症状消失,使患者病情长期稳定并趋于好转,处于临床治愈的健康状态。机体不断处于阴阳调整之中,临床可见生长中的肿瘤突然处于停滞状态,只要此时的阴阳平衡状态不被打破,就可抑制肿瘤的生长;只有阴阳失调加剧,机体抗癌能力降低时才出现复发。可见,调整阴阳失调在肿瘤的防治中至关重要。

二、阳虚寒凝

阳虚寒凝是肿瘤发生、发展的重要病机之一。《灵枢·百病始生》说:"积之始生,得寒乃生,厥乃成积也。"《黄帝内经》云:"寒气客于肠外,与卫气相搏,气不得荣,因有所系,癖而内著,恶气乃起,息肉乃生,其始生也,大如鸡卵。"《诸病源候论》说:"积聚者,乃阴阳不和,脏腑虚弱,受于风邪,搏于脏之气所为也。"这些都指出肿瘤是随着人本身阳气的盈虚而产生的。人体的气血津液要靠阳气温煦、气化,才能受气化汁,输布全身,而阳虚则寒凝,人体气血津液温煦乏力,则气化推动失调,而化为气郁血瘀痰饮,周流全身。阳欲虚,寒欲凝,最终痰饮、瘀血停留于机体至虚之处,而化为癥瘕积聚。所以《黄帝内经》云:"至虚之处,乃容邪之所。"《景岳全书·新方八阵》指出:"夫寒之为病,有寒邪侵于肌表者,有生冷伤于脾胃者,有阴寒中于脏腑者,此皆外来之寒……至于本来之寒,生于无形无响之间,初无所感,莫测其因。"在总结寒的成因时指出:"或因禀赋,或因丧败,以致阳气不足,多寒从中生。"因此,阳虚寒凝是肿瘤发生、发展的重要病机之一,瘀血、痰饮等均可为阳虚寒凝导致的病理产物。在临床中见到的癌性疼痛,特别是癌症骨转移的疼痛,大多数与寒凝致痛有关。

《素问·阴阳应象大论》云:"阳化气,阴成形。"把肿瘤这种"有形物质"蒸腾气化为无形的过程,也就是"阳化气"的过程,即使肿瘤消于无形之中。肿瘤发展到了某一时期,机体出现了肾阳虚所表现的一系列证候,如畏寒肢冷、面色㿠白、腰酸膝软、大腹肿胀、舌淡苔白、脉沉细等一派阳虚寒凝证,那么就应采用温阳法治疗。

肿瘤形成寒痰内凝,是长时间积累所致,蒸解寒凝是急治其标,培补阳气使人体阳气的功能恢复正常是治其本。通过温阳或其他激发阳气的方法恢复人体阳气的功能或产生适当的阳气过亢状态,对预防肿瘤复发或治疗肿瘤有积极的作用。

三、痰浊结聚

痰浊是脏腑病变的产物，是引起很多疾病的因素。脾主湿，由于脾胃虚弱，水湿不能运化，水聚于内，水湿不化，津液不布，湿蕴于内，久成湿毒，湿毒泛滥，浸淫生疮，流汁流水，经久不愈；津液不化，脾虚不能为胃行其津液，津液就可凝聚为痰浊。《灵枢·水胀》说："癖而内著，恶气乃起，息肉乃生。"指出湿聚成毒的秽恶之气蕴郁于机体，日积月累，影响气血的运行，气血阻滞、气机不畅，导致脾胃运化减弱，而更助长痰湿的凝聚，二者互为因果，引起机体的病理变化，诱发肿瘤。

元代朱丹溪首先提出肿瘤的发生与痰有关，他说："痰之为物，随气升降，无处不到。"高锦庭也说："癌瘤者，非阴阳正气所结肿，乃五脏瘀血浊气痰滞而成。"内生之痰湿，无处不到，流注在体内其他脏腑或体表而形成各种各样的痰证，痰浊一旦形成则具有胶固性，与其他致病因素相混难分难解。临床研究发现，大多数肿瘤患者都有痰浊为患或者间夹痰浊。现代研究证明，许多有化痰散结作用的中药，如半夏、山慈菇、瓜蒌、前胡、杏仁等均能抗肿瘤活性，祛湿药中具有抗肿瘤作用的更多。肾阴不足，阴虚生内热，热灼津液亦成痰，故古人有"痰为有形之火，火即无形之痰"的说法；肾阳不足，水气上泛，亦能成痰。这种痰主要由脾虚或肾亏所生，所以，脾肾两虚在痰湿生成上有重要意义。

痰浊结聚会影响气机的运行，气机运行障碍必然影响水液的输布，一方面会形成肿块，另一方面会造成某些脏腑组织缺乏津液的濡润而燥涩，形成燥湿相混的复杂病机，在临床上表现为痰湿与阴虚并现，矛盾的两种表现往往易被对立面掩盖，相互影响，形成恶性循环，治疗也相互牵制，化痰祛湿易伤津液，滋阴不利于化痰湿，值得临床重视。

四、气滞血瘀

《素问·举痛论》说："百病生于气也。"气生百病，变化万千，概括起来为"气不和"与"气不通"。在正常情况下，气升降出入，流畅无阻，循行全身各部。如因某些原因引起气的运行失调，可出现气郁、气滞、气聚，日久成疾。《灵枢·百病始生》说："气上逆则六腧不通，湿气不行，凝血蕴裹而不散，津液涩渗，著而不去，而积皆成矣。"《儒门事亲·五积六聚治同郁断》："忧思郁怒，气机不和，日久聚而成积。"说明了气不通是肿瘤最基本的病理变化。临床上肿瘤患者所表现出来的各种"症"，常可见气滞、气郁之象，如食管癌、胃癌患者多见胸脘胀闷、嗳气、疼痛等症；膀胱癌、肠癌患者常出现下腹部胀痛、大便时里急后重等症；肝癌、乳腺癌患者常出现右胁胀痛、情绪郁闷等。凡此种种，都不难辨出，气滞是最基本的病因和病机。

"气为血帅，血为气母"，血和气一阳一阴，相互化生，互相依存，病理上相互影响，气病可伤血，血病也可伤气，如"气滞则血瘀""气塞不通、血壅不流"，气滞日久必有血瘀，血瘀伴气滞，滞凝久之则成肿块。清代王清任在著名的《医林改错》中就指出："肚腹结块，必有形之血。"说明腹内有形的包块肿物多由血瘀所致。不同的肿瘤绝大多数都有气血失调的表现，有的偏重于气的功能紊乱，有的则偏重于血瘀的形成。

五、热毒内蕴

热毒内蕴可由外邪侵袭机体而致，也可由机体内生。引起热毒内蕴病机变化的机理大多有以下几种情况：①感受邪毒如性质属阳，则阳毒之邪侵入肌体，与人体偏盛之阳相加而成热毒，同时阳毒之邪其性燔灼，易耗阴液，而出现热毒炽盛。②若感受阴毒之邪抑遏机体之阳气，开始出现阴盛则寒的病机，之后由于气有温煦作用，被郁体内，则可因其积聚而由温变热，病机也由阴盛转为阳盛，而成为热毒。③痰、湿、瘀血等病理产物久积体内，阻碍经络、脏腑气机，导致营卫不和，经络、脏腑气机失畅，郁而化热生毒，热由毒所生。④素体阴虚，或久病、重病伤阴，虚火炽盛而生热毒。⑤情感抑郁，郁而生热，郁热挟血瘀凝结而产生热毒。

热毒易伤津动血、灼阴、耗气，血遇火则凝，津液遇火则灼液成痰，痰浊壅阻经络、脏腑，遂结成肿瘤。外感热毒与内生热毒往往相互影响，或者合而为患，加重或者加速了热毒内蕴机体导致肿瘤发生。古代文献中相关的阐述也很多，如宋代佚名藏本《咽喉脉证通论》指出："此证因食膏粱炙煿，厚味过多，热毒积于心脾二经，上蒸于喉，结成如菌。"明代赵献可的《医贯》说："论噎膈，丹溪谓得之七情六淫，遂有火热炎上之化。"清代高秉均的《疡科心得集》说：肾岩的形成是"若有郁虑忧思相火内灼……阴精消涸，火邪郁结，遂遘痰于肝肾"，清代易方坶的《喉科肿瘤》曰："喉疳此由肾液久亏，相火炎上，销铄肺金，熏燎咽喉。"上述论述说明：如果热毒郁结较甚，肌体正气虚弱，不能透毒外出，以致热毒结滞难化，积聚不去，久而久之，渐成肿核或症痕积块，发为癌肿。因此，热毒之邪是癌瘤发病的重要原因之一。

临床上我们看到肿瘤患者多见热郁火毒之证，如邪热嚣张，呈实热证候，表示肿瘤正在发展，属病进之象。如系病久体虚，瘀毒内陷，病情由阳转阴，成为阴毒之邪，则形成阴疮恶疽，翻花溃烂，经久不愈，皮肉腐黑，流汁清稀。治实热阳证火毒之邪应投大剂量清热解毒、滋阴降火之品，而对阴毒之邪则需温补托里、扶正祛邪，以调气血，祛除阴毒之邪。

很多临床研究资料表明，大剂量的清热解毒药和滋阴降火药，确有改善肿瘤患者的症状、控制肿瘤发展的临床效果。现代药理研究证实，清热解毒药中的白花蛇舌草具有广谱抗癌作用，体外实验表明对急性淋巴细胞型、粒细胞型、单核细胞型及慢性粒细胞型的白血病有较强的抑制作用，其水煎液对小鼠子宫颈癌、小鼠肉瘤、肝癌实体型、艾氏腹水癌均有抑制作用，能使网状内皮系统显著增生，网状细胞增生肥大，胞浆丰富，吞噬活跃及增强白细胞的吞噬功能，使机体在免疫过程中防御机能显著增强，调动机体内在因素，减轻内毒素引起的中毒症，从而达到祛邪扶正之效。

六、经络瘀阻

经络在生理上具有运行营卫气血、沟通表里、抵御病邪、保卫机体的功能。经络是人体组织结构的重要组成部分，是沟通体表与体内、上部与下部，联络脏腑组织与气血运行的一个独特的系统。经络包括经脉和络脉两部分。经脉又分正经十二条及奇经八脉，正经与脏腑直接相通，统称十二经脉。它分别循行在体表的一些部位，又与一些内脏密切联系，各条经脉之间，又通过络脉互相沟通，从而使机体的各个部分联系成一个整体。奇经八脉是督脉、任脉、冲脉、带脉、阴跷脉、阳跷脉、阴维脉、阳维脉的总称，它的特点是不与脏腑直接相通，不受十二经脉循行次序的制约，而是"别道奇行"的经脉。奇经八脉中只有任脉、督脉与正经联系。奇经八脉也是气血运行的通道，当十二经脉运行的气血满盈时，就溢流到奇经八脉中贮存起来，所以奇经八脉的主要作用是维系和调节十二经脉气血。由于奇经八脉也各有其循行路线，因此它们所蕴蓄的气血，同样起着营养体内组织、外濡腠理的作用。

经络瘀阻是气血运行不畅、御病能力下降的重要原因。在病理变化时，经络既可由于外感风寒、湿邪等的侵袭留止而受损，又可因痰、食、毒、血瘀、气滞等瘀阻而不通；若内脏的生理功能失常，也能导致经气郁滞或经气不足。因此，前述肿瘤的病因与致病作用均能引起有关经络的病理变化，使病邪瘀毒在体表或体内蕴结，日久成积、成肿，形成肿瘤。而这些肿瘤病变又可以在经脉循行的经络上反映出来。同样，脏腑发病也可以影响经脉，而在其所属经脉循行经路上发生异常变化，如肝病则两胁下痛引少腹，就是因为两胁与少腹是肝经循行的部位。近年有人从经络学说，探索各种癌瘤在经络上的特殊表现及反映，并将其应用于探测体内肿瘤的部位以作为辅助诊断之用。在治疗上除了应用穴位注射药物治疗以外，肿瘤的治疗还必须注意疏通经络。

七、脏腑功能失调

脏腑功能失调是肿瘤发病的基础。中医认为脾为后天之本，肾为先天之本，脏腑功能失调，往往以脾肾虚损为主，脾肾虚损则正气虚弱，以致卫外之气无从以生，引致肿瘤产生，正所谓"邪之所凑，其气必虚"。明代张景岳明确指出："脾肾不足及虚弱失调之人，多有积聚之病。""凡治噎膈大发，当以脾肾为主，治脾者宜从温养，治肾者宜从滋润。"这说明脾肾功能失调是引起肿瘤的重要病机。《外科启玄》在论述癌症的发生指出："癌发四十岁以上，血气亏损，厚味过多所生，十全一二。"《景岳全书》认为噎膈之证："少年少见此证，而惟中衰耗伤者多有之。"特别是年逾四十，正气渐虚，脾肾功能渐弱之人。因肾为先天之本，脾为后天之本，先天、后天不足则正气必然匮乏，不仅无力抵御外邪入侵，由于脏腑功能薄弱，还会导致癌症发生的可能性增加。这一观念与现代医学认为肿瘤的发生是由于机体增龄而相关性免疫功能减退之观点有相同的地方。特别是年老者体虚脾肾亏虚，使脏腑的气血阴阳失调，无力驱邪散邪，使外来的致病因素与内生的病理产物相搏结，从而导致肿瘤的发生。

近年来研究结果表明，恶性肿瘤患者大多有脾虚气亏或肾虚等症状，其细胞免疫功能不如健康的人，通过中药健脾补肾，或重点以健脾益气，补肾固精，均能提高患者机体的免疫功能和调整内分泌失调状态，使"卫气"得以恢复，抗癌能力增强，有利于病体的康复。金元时期李东垣首创"脾胃论"，强调内伤病与脾胃虚损有关，提倡用温补脾胃法来治疗。晚期恶性肿瘤患者常因虚致病，又因病致虚，形成恶性循环。由于病邪日久，耗精伤血，损伤元气，面削形瘦，削骨而立，气血双亏；或肿瘤患者经手术、放疗治疗、化学药物治疗之后，大伤气阴，正气不支，亦表现为气阴两伤。正衰则邪盛，机体抗癌能力的降低，往往使肿瘤进一步播散扩展，这是晚期肿瘤治疗中的一大问题，故采用扶正与祛邪相结合的方式，调理脏腑功能，补气养血，调动和增强机体的内在抗癌能力。这是当前恶性肿瘤治疗学中发展起来的一种最常见的法则，有着重要的意义。

由于各种肿瘤的病因不一，每一患者的"内虚"状况又不相同，因此在临床上症情复杂，变化多端。在疾病的发生、发展过程中，每个患者的病情不尽相同，即使是同一患者，在疾病的各个阶段，情况也在不断地变化，所以上述几种病理机制并不是孤立的或单纯的，常常是互相关联和复合在一起的。例如，一个患者有正虚、脏腑功能失调或气虚血亏，同时又表现有热毒壅盛；有的有气虚合并血瘀；有的有气滞合并痰凝。大多数患者表现虚实夹杂，故必须根据中医理论加以辨证，"审证求因"，抓住每个患者的临床病理表现特点，根据患者的具体情况给予治疗，才能提高疗效。

八、体质易感

肿瘤的发生与人的体质强弱密切相关，中医重视体质因素在肿瘤的发病中的重要作用。

癌变过程的最根本的原因在于患病机体在癌变之前，由于各种原因（如先天性的免疫缺陷、遗传因素、后天性疾病、精神因素、年龄因素、创伤、感染等）引起阴阳不和，导致体内的细胞调节控制系统失调，某一组织或部位的内环境失去控制，细胞加剧分裂。以外因论为主的观点不能解释为什么在人群中外界环境条件大致相同，接触的致癌物质的作用也大致相同，但每年患癌症的人只是少数。另外在一些病例中常见二重癌，甚至三重癌，这都说明决定因素还是在于人的内在环境和因素，即与体质因素的易感性有关。如果机体各脏腑系统、组织细胞功能均正常，对外界致病因素的防御能力也正常，体内存在的免疫监视系统功能也正常，那么即使外界存在致癌因子，也难以致人患癌发病，正如中医所说的"正气存内，邪不可干"。因此，应重视体质和正气在肿瘤发生、发展中的重要作用，保持"阴阳平衡、阴平阳秘"，保持和提高机体的防御能力，增强抗癌能力。

人是一个统一的整体，外邪因素、饮食的关系、精神的创伤或脏腑的亏虚等，都能导致气滞、血瘀、湿聚、痰浊、热毒。无论机体哪个经络、脏腑、组织器官功能失调，皆可使正气虚衰，导致肿瘤的发生。总的来说，虽然致癌因素单独作用可以致癌，但这种概率很小，多数是由两个甚至多个因素加上某种促癌的条件，经过相当长时间的反复作用和刺激，才会致使正常细胞变成癌细胞。细胞癌变过程受多种因素的干扰，如地理环境的变迁、生活条件的改变、致癌因素的续断、机体防卫功能的盛衰、营养物质的增减、情志因素的强弱等，有的可以发展成癌症，有的可停止或逆转成为正常细胞，所以在研究癌症的病因和防治方面，应该以整体观点，考虑综合因素。

第四节 中医养生理论与方法

一、中医养生原则和方法

中医养生原则和方法已经在《黄帝内经》中被精炼地提出，至今对防治肿瘤仍具有指导意义。

《素问·上古天真论》中，黄帝问："余闻上古之人，春秋皆度百岁，而动作不衰；今时之人，年半百而动作皆衰者，时世异耶？人将失之耶？"

岐伯对曰："上古之人，其知道者，法于阴阳，和于术数，食饮有节，起居有常，不妄作劳，故能形与神俱，而尽终其天年，度百岁乃去。今时之人不然也，以酒为浆，以妄为常，醉以入房，以欲竭其精，以耗散其真，不知持满，不时御神，务快其心，逆于生乐，起居无节，故半百而衰也。

夫上古圣人之教也，下皆为之。虚邪贼风，避之有时，恬淡虚无，真气从之，精神内守，病安从来？是以志闲而少欲，心安而不惧，形劳而不倦。气从以顺，各从其欲，皆得所愿。故美其食，任其服，乐其俗，高下不相慕，其民故曰朴。是以嗜欲不能劳其目，淫邪不能惑其心。愚智贤不肖不惧于物，故合于道。所以能年皆度百岁而动作不衰者，以其德全不危故也。"

在以上论述中，黄帝提出上古时候的人，年龄都能超过百岁，动作不显衰老；现在的人，年龄刚至半百，而动作就都衰弱无力了，这是时代不同所造成的呢？还是今天的人们不会养生所造成的呢？岐伯的回答则阐述了养生的理论和方法：养生之道在于，能够取法于天地阴阳自然变化之理而加以适应、调和，养生的方法正确。饮食有所节制，作息有一定规律，既不过分操劳，又避免过度的房事，所以能够形神俱旺，协调统一，活到天赋的自然年龄，超过百岁才离开人世；反之，把酒当水浆，滥饮无度，使反常的生活成为习惯，醉酒行房，因恣情纵欲而使阴精竭绝，因满足嗜好而使真气耗散，不知谨慎地保持精气的充沛，不善于统驭精神，而专求心志的一时之快，违逆人生乐趣，起居作息毫无规律，所以到半百之年就衰老了。还着重指出，日常生活中对虚邪贼风等致病因素应及时避开，心情要清静安闲，排除杂念妄想，以使真气顺畅，精神守持于内，这样疾病就无从发生。因此，人们就可以心志安闲，少有欲望，情绪安定而没有焦虑，形体劳作而不致疲倦，真气因而调顺，每个人都能随其所欲而满足自己的愿望。人们无论吃什么食物都觉得甘美，随便穿什么衣服也都感到满意，大家喜爱社会的风俗习尚，愉快地生活，社会地位无论高低，都不相倾慕，所以这些人日渐变得朴实无华。因而任何不适当的嗜欲都不会引起他们注目，任何淫乱邪僻的事物也都不能惑乱他们的心志。无论愚笨的、聪明的、能力大的还是能力小的，都不因外界事物的变化而动心焦虑，所以符合养生之道。他们之所以能够年龄超过百岁而动作不显得衰老，正是因为领会和掌握了修身养性的方法，而身体不被内外邪气干扰、危害。

《黄帝内经》在这一段中从饮食、起居、情绪、劳逸、环境等方面系统阐述了养生理论和方法，对防治肿瘤具有广泛而具体的指导意义。

二、生病起于过用

"生病起于过用"的理论源于《黄帝内经》。《素问·经脉别论》说："故饮食饱甚，汗出于胃；惊而夺精，汗出于心；持重远行，汗出于肾；疾走恐惧，汗出于肝；摇体劳苦，汗出于脾。故春秋冬夏，四时阴阳，生病起于过用，此为常也。"指出肿瘤发病的关键在于"过用"，提倡自然适度便是防治肿瘤的重要方法。

1. 四时气候过用

四季正常气候变化是人类赖以生存的重要条件，若气候反常，风、寒、暑、湿、燥、火六气太过或不及，均可造成人体对时气的"过用"，进而导致疾病。如《素问·六节脏象论》说：一年四季始于春，春暖夏热，秋凉冬寒是气候变化的基本规律。但是，每一年的寒暑变化，雨水及风雷、霜雾的多少都不同，所以有的年份季节（二十四节气）还没有到，但气候已经变化了，谓之太过；反之，如果季节已经到了，但气候还没有变化，这叫不及，此时，人们容易因气候异常而生病。《素问·至真要大论》指出："夫百病之生也，皆生于风寒暑湿燥火，以之化之变也。"

五运六气是判断气候是否异常的重要方法，比如某年过了立夏，但气候还不如往年温暖，甚至有些冷，那么人们就容易患伤寒或寒性的病证。而某年刚进初秋，但气候比往年明显寒冷，人们就容易患伤寒或寒性的病证，这时都需要用辛温的药物治疗，或饮食中要多摄入一点辛温的食物，如生姜、桂皮等。相反，如果某年尚未立春，但天气已经温暖，明显较往年不同，那么人们就容易患温病或温热性病证；某年已经入秋，或已经入冬了，但气候依然炎热，气温明显较往年高，那么人们也容易患温病或温热性病证，这时需要用辛凉或寒凉的药物来治疗，或饮食中多摄入一点凉性食物，如苦瓜、薄荷、菊花等。同样，风、暑、燥、湿也会因为天气多风、酷热、雨水偏少或偏多而致人生病，这些都是四时气候过用致病的表现，不同的病证，治疗或调养的方法也不一样。目前由于大气污染，全球气候变暖，气候的异常变化对人体影响也是不可忽视的，因此顺应四时气候变化，"寒温中适，故气将持"，是防治肿瘤的重要途径。

2. 精神情志过用

情志过用主要是指情志过激、欲望过度对健康造成的影响。《素问·阴阳应象大论》云："人有五脏化五气，以生喜怒悲忧恐。"七情是人体对客观外界的反应，适度的情志活动有益于健康，若七情太过，则易成为内伤致病因素，过则为病。《素问·举痛论》将七情致病影响脏腑气机的规律归纳为怒则气上，喜则气缓，悲则气消，恐则气下，惊则气乱，思则气结。"怒伤肝""喜伤心""思伤脾""忧伤肺""恐伤肾"等，"百病生于气也"。过怒会使人的气机上逆，过喜会使人的气机缓散，过惊会使人的气机散乱，过劳会使人的气机消耗，过思会使人的气机郁结不舒。《黄帝内经》认为，精神情志用之过度，容易伤人体的脏腑气机和气血，也容易招致疾病。不言而喻，从生理之"人有五脏化五气，以生喜怒悲忧恐"，到病理之"喜怒不节，愁忧不解，喜乐无极，盛怒不止"，揭示了"过用"乃情志致病与演变为致病因素的前提条件。因此，在物欲高涨、生活工作压力较大的现代社会，应更加重视情志异常变化对肿瘤发病的影响。

3. 饮食五味过用

《素问·六节脏象论》说："天食人以五气，地食人以五味。"饮食五味是维持人体生命活动的首要条件，人体依赖五味之滋养而生存。《灵枢·五味论》说"五味各走其所喜""各有所走，各有所病"，指出五味与五脏有一定的亲和性。《素问·生气通天论》曰："阴之所生，本在五味，阴之五宫，伤在五味。"过食饮酸味，会导致肝气过旺，而影响脾气的运化；过食饮咸味，会导致肾、心二脏的损伤，而出现大骨气劳、短肌、心气抑的病证；过食饮苦味，会导致心、肾二脏损伤，而出现心气喘满、色黑、肾气不平衡的病证；过食饮甘味，会导致脾气不运化，出现胃气滞塞、消化不利等病证；过食饮辛味，则会导致肝、肺二脏损伤，而出现筋脉弛缓、精神不振等病证。这说明五味偏嗜，不仅可影响本脏，造成五脏之气偏盛偏衰，而且可涉及其他脏腑变生多病。"伤在五味""膏粱之变""饮食自倍""饮食不节"等则表达了五味过用会对人体造成伤害，阐发了饮食五味过用的发病特点。当今社会由于物质日益丰富，饮食过用多表现如下：一是暴饮暴食，快速进餐；二是追求高能量、高蛋白饮食，大量食用牛奶、白糖、鸡蛋等；三是地理气候、口味等因素造成的五味偏嗜。饮食过用最终均会引起脾胃损伤，湿热内生，气血阻滞，这是引起肿瘤的主要因素。合理饮食是防治肿瘤的重要途径。

4. 劳逸过用

劳逸过用包括过劳和过逸，过劳则又包括劳力、劳神和房劳。劳逸太过，即为"过用"。如《素问·宣明五气》说，看东西久了，容易伤血；卧床不动久了，容易伤气；坐得太多，容易伤肉；站得太久，容易伤骨；走得太多，容易伤筋。《素问·举痛论》则解释了劳倦致病的机理，劳则使人喘息汗出，外内皆越，故"劳则气耗""若醉入房中，气竭伤肝""若入房过度，汗出浴则伤肾"。同样，过逸也是致病因素，如久卧伤气。《黄帝内经》认为无论过劳或过逸，都不利于健康，甚至会导致生病，而且同样伤及五脏六腑。"形劳而不倦"，即人体适当的活动是维持健康的必要保证。现代社会由于工作、生活节奏的加快，劳逸过用更多地表现在过劳。体力上过度劳作则耗气伤身，脑力劳动太过用则伤心血、耗脾气，过于频繁的性生活则肾精亏虚，而造成身体消瘦，积劳成疾，与肿瘤发病有密切关系。

5. 医疗过用

医疗过用是指药物、针灸、推拿等治疗方法对患者的过度作用，如《素问·至真要大论》指出："久而增气，物化之常也；气增而久，夭之由也。"《素问·五常政大论》告诫："大毒治病，十去其六；常毒治病，十去其七；小毒治病，十去其八；无毒治病，十去其九……无使过之，伤其正也。"提醒医生在诊治患者时，要注意把握度，要针对病症适可而止，不可为求快而多用药、乱用药。即使是"大积大聚"可攻之邪，也宜"衰其大半而止"，其原则在于"无使过之，伤其正也"。这一原则在肿瘤防治中有着深远的指导意义。

第五节　中医养生观

中医养生观主要有预防观、整体观、平衡观、辨证观。

一、预防观

预防观是指采取一定的措施，防止肿瘤的发生和发展，将提高抗病能力、防止病邪侵袭、防患于未然提高到极其重要的高度。预防观包括未病先防和既病防变两个方面。

未病先防是指在人体未发生肿瘤之前，采取各种措施，做好预防工作，以防止肿瘤的发生。未病先防的方法包括提高人体自身抗病能力和避免病邪侵袭两个方面。调摄精神是提高人体自身抗病能力的第一要务，力求做到"恬淡虚无"，避免突然强烈的精神刺激，或反复的、持续的不良刺激对脏腑功能的影响；精神愉快、舒畅，则人体的气机调畅，气血平和，正气旺盛，就可以降低肿瘤的发生风险。"生命在于运动"，人体通过合理运动，可使气机调畅，气血流通，关节疏利，达到增强体质、提高抗病力的目的。在饮食方面要有节制，不可过饱或过饥，饮食五味不可偏嗜，以免"饮食自倍，肠胃乃伤"。起居要有一定的规律，适应四时时令的变化，安排适宜的作息时间，以达到预防肿瘤、增进健康和长寿的目的。除了提高人体自身抗病能力外，还要防止病邪的侵袭，应讲究卫生，防止环境、水源和食物污染，对六淫、疫疠等应避其毒气。

既病防变是指在肿瘤发生以后，应做好早期诊断、早期治疗，以防治肿瘤的发展与传变。首先，要截断疾病传播途径，认识和掌握疾病的传变途径及其规律，及时而适当地采取防治措施截断疾病传播途径，从而制止肿瘤的发展或恶化。其次，务必先安未受邪之地，由于人体"五脏相通，移皆有次，五脏有病，则各传其所胜"，因而，主张根据其传变规律，实施预见性治疗，以控制其病理传变。"见肝之病，知肝传脾，当先实脾"在临床上治疗肝病时常配合健脾和胃之法，就是要先调和脾胃，使脾气旺盛而不受邪，以防止肝病传脾。

二、整体观

中医学认为人体与外界环境是一个统一的有机整体，人体本身也是一个有机整体，保持人体内环境的平衡协调、人体外环境的整体统一，是防治肿瘤的

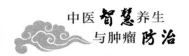

重要指导思想。

外界环境对人体健康有影响。《吕氏春秋·尽数》："天生阴阳寒暑燥湿，四时之化，万物之变，莫不为利，莫不为害。圣人察阴阳之宜，辨万物之利，以便生，故精神安乎形，而寿长焉。"指出人体的生理活动与自然界的变化是紧密相连的，四季变换、昼夜更替，都会对人体产生不同的影响。四季中存在春温、夏热、秋凉、冬寒气候变化规律，春夏阳气升发在外，气血容易浮于体表，故皮肤松弛，腠理开泄，人体就以出汗散热来调节；秋冬阳气收敛内藏，气血闭于内，故皮肤致密，出汗减少，体内必须排出的水液就从小便排出。当气候变化过于剧烈，超过了机体调节功能的限度，或由于机体本身不够健全，不能与外在的变化相适应时，就会产生疾病。每天的昼夜晨昏对人体健康也有影响，人体内阳气的昼夜波动，与现代生理学研究所揭示的体温日波动曲线吻合，说明人体功能随着昼夜的寒温变化出现节律性的改变；昼夜晨昏的变化，同样对疾病有一定的影响，一些疾病多在清晨、上午比较轻微，从下午起逐渐加重，特别是夜晚更甚，这与昼夜阴阳之变化关系密切。地理环境和生活习惯也影响着人体的生理活动，许多肿瘤都与当地恶劣的地理环境及不良的生活习惯密切相关，由于人与自然界存在着既对立又统一的关系，因此因时制宜、因地制宜、因人制宜，也就成为防治肿瘤的重要原则。

同时中医认为人体本身也是一个有机整体，以五脏为中心，配以六腑，通过经络系统与五体、九窍、五声、五音、五志、五液、五味等联系起来，共同协调完成人的生命活动，即人体的正常生理活动一方面要靠各个脏腑组织发挥自己的功能，另一方面则又要靠脏腑间相辅相成的协同作用和相反相成的制约作用，才能维持其生理活动的协调平衡，而每个脏腑组织各自不同的功能，又有整体活动下的分工合作，因此，应在整体观念指导下确定肿瘤防治的原则。

三、平衡观

中医平衡观包括阴阳平衡观、气血平衡观、脏腑平衡观。

阴阳平衡观。人体在正常生理状态下，阴阳相对平衡，而阳不化气导致阴邪凝聚是肿瘤发生的重要原因。防治肿瘤，无论是饮食起居、精神调摄、自我锻炼，还是药物治疗都离不开平衡阴阳的宗旨，贵在调和阴阳，使阴平阳秘，精神乃治。针对机体阴阳偏盛偏衰的变化，采取损其有余、补其不足的原则，使阴阳恢复于相对的平衡状态。根据阴阳互根的理论，临床上治疗阴虚证时，在滋阴剂中适当佐以补阳药，即"阳中求阴"。治疗阳虚证时，在助阳剂中，适当佐以滋阴药，即"阴中求阳"。因阳得阴助而生化无穷，阴得阳升而泉源不竭。调整阴阳，助阳化气、消散阴邪是中医防治肿瘤的根本法则。

气血平衡观。人之生以气血为本，气属阳，血属阴，一阴一阳，互相维系。气对血有温煦、化生、推动、统摄作用，气虚无以生化必致血虚，推动、温煦之功减弱必致血瘀，统摄无权必致出血，气滞则血因之而瘀，气机逆乱则血亦随之而上逆或下陷。气病可及血，血病可及气，气血之间的关系非常密切，生理上相互依存，病理上常相互影响，终致气血同病。补气又常与补血相结合，血虚之重证，于补血方内常配入补气药物，可收补气生血之效。故防治肿瘤则应调整两者之间的关系，采取"有余泻之，不足补之"的原则，从而使气血关系恢复平衡。

脏腑平衡观。人体是一个有机的整体，脏与脏、脏与腑、腑与腑之间，生理上相互协调，相互为用。人体生理功能既受五脏共同调节，又有主从之分。就呼吸功能而言，肺主呼吸，但肺主出气；肾主纳气，肝调畅气机，使之升降相宜；脾主运化水谷、精微，参与生成宗气；心主血脉而藏神，血为气母，心血给气以营养，心神又为呼吸调节之主宰。故五脏均参与呼吸的调节，其中尤以肺、脾、肾为要。所以，呼吸功能失调，常重在调治肺、脾、肾三脏。根据五行制化规律，即五行之间生中有克，克中有生，相互生化，相互制约，循环不息，在对脏腑功能进行调整时，不仅要补母泻子，抑强扶弱，调整相关两脏的关系，而且要将两者结合起来，调整相关三脏之间的关系，如木克土，土生金，金克木，既要抑木扶土，又要培土生金，佐金平木，使之亦制亦化，协调平衡。在防治肿瘤时，既要考虑一脏一腑之阴阳气血失调，更要注意调整各脏腑之间的关系，或脏病治腑，或腑病治脏，或脏腑同治，使之重新恢复平衡状态。这是调整脏腑防治肿瘤的基本原则。

四、辨证观

肿瘤的发生、发展与转归，受多方面因素的影响，如气候变化、地理环境、个体的体质差异等，均对疾病有一定的影响。因此防治肿瘤时，必须把这些因素考虑进去，根据具体情况具体分析，区别对待，以采取适宜的方法养生。中医养生理论突出辨证施养——辨别各种征象，分析致病原因、性质和发展趋势，结合具体情况来确定肿瘤性质，全面制定防治原则。

因时制宜施养。四时气候的变化，对人体的生理功能、病理变化均产生一定的影响，应根据不同季节气候的特点，来考虑养生防治的原则。一年四季，有寒热温凉的变迁，所以治病时，要考虑当时的气候条件。例如：夏季雨水较多，湿气盛，故肿瘤多兼湿邪，临床表现为肢体沉重，呕恶腹胀，苔厚而腻，治疗须兼以化湿；秋季雨水较少，燥气盛，故肿瘤多兼燥邪，临床表现为鼻干咽燥，干咳少痰，苔薄少津，治疗须兼以润燥。春夏季节，气候由温渐热，阳气升发，人体腠理疏松开泄，此时不宜用过于辛温的药，以免开泄太过，耗伤气阴；秋冬季节，气候由温变寒，阴盛阳衰，人体腠理致密，阳气敛藏于内，此时若病非大热，就当慎用寒凉之品，以防苦寒伤阳。

因地制宜施养。不同地区的自然环境，对人体的生理活动和肿瘤病理变化有着不同的影响，如气候寒冷、干燥少雨的高原地区，外邪致病多为寒邪、燥邪，治疗宜用辛散滋润的药物；炎热多雨、地势低洼、气候潮湿的地区，外邪致病多为湿邪、热邪，治疗宜用清热化湿的药物。即使相同的病证，治疗用药亦当考虑不同地区的特点。

因人制宜施养。根据患者年龄、性别、体质、生活习惯等不同特点，来考虑养生防治的原则。①年龄：年龄不同，生理机能及病变特点亦不同，老年人气血衰少，上机减退，患病多虚证或正虚邪实，治疗时，虚证宜补，而邪实须攻者亦须兼顾正气。小儿生机旺盛，但气血未充，脏腑娇嫩，患病易寒易热，易虚易实，病情变化较迅速，但接受治疗的药效反应也较快，故小儿用药剂量轻小，一般不宜用峻泻、涌吐以及大温大补的药物；青壮年气血旺盛，发育成熟，脏腑功能趋于稳定，对各类疾病的抵抗力也强，在患病时，多表现为邪正搏斗激烈的实证、热证，治疗用药禁忌相对少些，攻邪药较多使用，但若得病邪清除，身体将很快康复。②性别：男女性别不同，各有其生理特点，特别是妇女有经期、怀孕、产后等情况，治疗用药尤须加以考虑。③体质：在体质方面，由于每个人的先天禀赋和后天调养不同，个体素质不仅有强弱之分，而且还有偏寒、偏热及素有某种慢性疾病等不同情况，因此即使患同一种肿瘤，治疗用药亦当有所区别，如对偏于阳盛或阴虚之体，慎用辛温、燥热之剂；偏于阳虚或阴盛之体，慎用寒凉、伤阳之药；一般体质强壮的人，用药剂量可相对重些；体质瘦弱者，用药剂量相对减轻。

因时、因地、因人制宜的治疗原则，充分体现了中医养生防治肿瘤的辨证论治在实际应用上的原则性和灵活性。

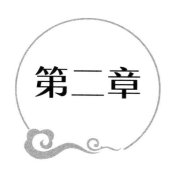

第二章

中医养生文化
与肿瘤防治

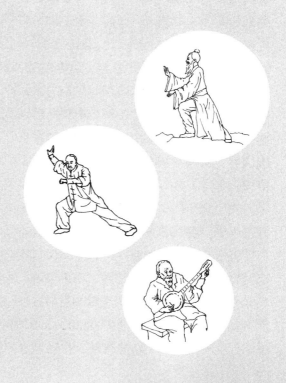

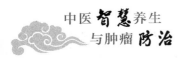
第一节　道家养生与肿瘤防治

　　春秋战国时期的道家学说，以老子、庄子为代表。老子（约生活于公元前571年至公元前471年）、庄子（约生活于公元前369年至公元前286年）是先秦时期的思想家，他们的哲学思想对中医养生产生过重要影响。

一、道法自然，得道长生

　　道家最注重道法自然，顺应自然则养生，认为违背自然则不利于健康，起居有常是顺应自然的最重要的养生方式。研究表明，起居是否有常对健康有影响，相对于正常睡眠时间（每天6~8小时），长睡眠（每天大于8小时）或短睡眠（每天小于6小时）可能对健康不利。对文登长寿之乡百位健康长寿老人流行病学调查结果显示，96.0%的健康长寿老人睡眠良好，91.0%的人睡眠时间在8小时左右，有午睡习惯者87人（占87.0%），经常失眠者仅有4人，可见充足良好的睡眠有利于身心健康。对广州100多位百岁老人调查结果显示，多数老人有较好的睡眠习惯，较高的睡眠质量，坚持早睡

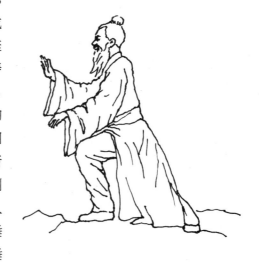

早起，坚持天天睡午觉，这与中医养生理念所提倡的"睡子午觉"是一致的，子时和午时都是阴阳交替之时，也是人体经气"合阴"与"合阳"的时候，睡好子午觉，有利于人体养阴、养阳，提高机体免疫功能和适应能力。

　　虽然目前并没有很充足的证据表明睡眠时间过长或过短与癌症发病存在明确关联，但人体的免疫细胞（淋巴细胞、白细胞、B淋巴细胞等）的增殖数量和活性会因睡眠不足而大大降低。研究发现人如果连续3天只休息6个小时，那么其免疫力会降低至原来的20%。同时睡眠时间过短的人群，通常会出现一定程度的身体调节功能紊乱，包括自主神经功能紊乱、代谢障碍和肥胖等，

这些都有可能成为癌症发病的基础。因此，为预防肿瘤，明智的做法是：每天睡眠时间保持在正常睡眠时间的上限。在对约4万例癌症患者的临床观察中发现，除了结肠癌、前列腺癌、阴道癌等少数癌症外，对于目前临床常见的绝大多数癌症，失眠或各种类型的睡眠障碍都是促使它们发生、发展的潜在危险因素。癌症康复期患者，长期睡眠不足常导致机体免疫机能受损而使癌细胞容易逃脱免疫细胞的杀伤，这既可诱发新的癌变，也可促进癌症复发转移。因此，顺应自然，改善睡眠，对肿瘤患者的康复非常重要。

二、虚静寡欲，清静无为

老子认为万物的根源是"虚""静"状态的，主张"致虚极，守静笃"，人也应在繁忙中静下心来，在烦劳中求静逸。倡导"无欲""无求""无知""无为"的思想，以达到在面对世事的纷争时，能够致虚守静，处于自然状态，以保精神、全性命。"虚静寡欲，清静无为"体现了老子倡导的静神养生观。

虚静寡欲养生，劳累可能诱发癌症。上海一项"万名癌症患者整体康复情况调查"结果显示，在癌症诱因的自我分析中，36.6%的患者认为是过度劳累诱发癌症，7.1%的患者认为是工作压力过重诱发癌症，许多罹癌的人回顾发病前两三年的生活，认为那时自己的身心通常处于极大的压力之下。人的身体长年处于过度劳累和精神紧张状态，免疫机能因此削弱，使身体修补DNA的能力下降，罹患癌症概率明显提高。淋巴瘤是最容易被"累"出的癌症，过度劳累导致血液透支，由于某种代偿机制，淋巴系统自动调节补充，导致淋巴无限增生而致癌。青年人的免疫系统处于发育过程中，需要不断适应外界的变化，因此压力、劳累等都容易导致其产生恶性改变，除了淋巴瘤，肺癌、肝癌等也被列入累出来的癌症前三名。过度劳累虽不直接导致癌变，但容易导致肝病、肺病反复发作、不断加重，并最终诱发癌症。

三、形神兼养，以柔见长

庄子养生主张养形和养神并重，倡导去物欲以养形，致虚静以养神。《庄子·刻意》曰："吹呴呼吸，吐故纳新，熊经鸟申，为寿而已矣。此道引之士，养形之人，彭祖寿考者所好也。"道家健身术，是以活动筋骨、调节气息、静心宁神来畅达经络，疏通气血，调和脏腑，达到增强体质、延年益寿目的的运动养生保健法，它融导引、武术、医理为一体，注重和强调机体内外的协调统一、和谐适度。道家运动养生的练功要领是意守、调息、动形的统一，其中，最关键的是意守，只有精神专注，方可宁神息，呼吸均匀，导气血运行。三者关系为以意领气，以气动形。在锻炼过程中，内练精神、脏腑、气血，外练经脉、筋骨、四肢，使内外和谐，气血周流，机体就可得到全面锻炼。运动养生时，一切顺其自然，进行自然调息、调心，神态从容，摒弃杂念，神形兼顾，内外俱练，动于外而静于内，动主练而静主养神，把动静结合作为运动保健的原则。

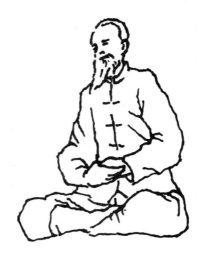

导引术是道家运动养生的一种整体疗法，它能激发人体的潜能，保护和调动机体内在的抗病能力，有扶正固本的作用。它可通过意念调整气机，引导内气循经络通达全身，起到疏经活络、通畅气血、化瘀散结等作用。导引术能调节机体内各系统各器官的功能，使消化、呼吸、心血管、神经、内分泌及免疫造血系统等的功能得以改善和提高。导引术的特点还在于它把意念的自我调控与身体的体力锻炼相结合，有静有动，优于一般的体育运动。肿瘤患者习练导引术不但能使机体得到锻炼，而且能诱导精神和神经放松，消除杂念，排解紧张、焦虑、抑郁等不良情绪。

综上所述，道家运动养生在肿瘤防治中起着重要作用。道家运动养生正是从中医的整体观念出发，运用调身、调息、调心的方法，疏通人体经络，激发经气活力，调和气血，平衡阴阳，提升正气，从而达到扶正祛邪的目的。练功有素者在进入导引术境界后，精神处于高度宁静和同步协调状态，脏腑器官乃至微观结构均处于高度有序运行过程中，机体潜能得到了充分发挥。还有研究发现，导引术对免疫系统的功能有明显的影响，练功者体液免疫和细胞免疫功能增强，白细胞数明显升高，白细胞吞噬作用显著增强；导引术对癌前病变有防治作用；导引术锻炼可使消化系统发生明显的效应，练功者胃蠕动波幅显著增大，口腔唾液量明显增加，唾液中淀粉酶含量上升，使食欲增进、消化吸收功能与营养状况改善等；练功入静后，交感神经、副交感神经的功能得到充分协调，处于良好的功能状态，同时大脑皮层对下层神经中枢的调节作用加强，从而形成了对消化系统功能的综合性调制，使器官的病变状态得以恢复、逆转乃至消失。临床资料表明，导引术对胃溃疡、萎缩性胃炎和胃息肉等癌前病变都有较好疗效。有人对肿瘤患者进行观察，结果证明练导引术的患者白细胞数量明显上升，化疗组白细胞数量明显降低；导引术对健康人和肿瘤患者的干扰素（一种具有抗肿瘤和免疫调节作用的活性物质）均有诱发释放和提高活性的效果；化疗者同时练导引术可缓解化疗造成的白细胞减少。导引术作为抗癌综合治疗的一个组成部分，可通过提高患者自身的免疫力，改善免疫机能，从而提高抗病能力，成为癌症治疗、康复的重要手段，给患者带来了战胜病魔的希望和力量。许多癌症患者坚持练导引术增强了体质，改善了症状，延长了生存期，提高了生活质量，甚至很多中晚期癌症患者练导引术后从中获益，收到意想不到的效果。

第二节　儒家养生与肿瘤防治

　　儒家学派创始于春秋末期，后世把孔子、孟子作为儒家学说的代表人物。其学术思想对中华民族精神生活影响很大，自然也影响了养生学。儒家养生理念十分丰富，包括修身养性、仁德、孝道；中庸平和，和为贵，欲而不贪；饮食养生，美食、卫生；兴趣广泛，"六艺"（礼、乐、射、御、书、数）。孔子一生勤于治学，自强不息，文绩卓著，德侔天地，能在当时恶劣环境中颠沛流离享73岁的高寿，十分难得，体现了儒家文化对健康养生的巨大影响。

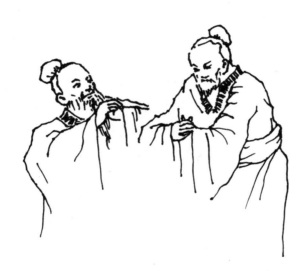

一、修身养性，仁德必寿

　　孔子提出"仁者不忧""仁者寿""大德必寿"的名言。"想得开"是长寿的重要因素。江苏对5 491位百岁老人进行过调查，结果显示在百岁老人中，有些即使经济和身体状况不如年轻人，但他们的生活满意度和幸福感都高于比他们年轻的人。此外，大多数百岁老人特别自信，"自己的事情自己说了算"，但并不固执，善于听取家人的意见，这表明他们的人生态度十分宽容。

仁德之君子，心胸开朗，积极向上，精神乐观、豁达，使自己处于平衡状态。社会调查证明，与人为善有利于健康。美国耶鲁大学病理学家曾对7 000多人进行跟踪调查，结果表明，凡与人为善的人其死亡率明显降低。

儒家最注重修身养性。愉悦的心情促进健康，不良的情绪损害健康。现代医学发现，癌症好发于一些受到挫折后，精神长期处于压抑、焦虑、沮丧、苦闷、恐惧、悲哀等情绪紧张状态的人，癌症患者病前大多经历了亲人故去、失恋、离婚、失业、降职或天灾人祸等重大生活变故。精神心理因素并不能直接致癌，但它却往往以一种慢性的、持续性的刺激来影响肌体的免疫力，增加癌症的发生率。英国伦敦大学的一些学者，经过20多年的研究，发现依赖性大、忧虑时易产生绝望感和无力感的人群，属于易患癌症类型，这类人群情绪抑郁，好生闷气，但不爱宣泄；生活中一件极小的事便可使其焦虑不安，心情总处于紧张状态；表面上处处以牺牲自己来为别人打算，但内心却又极不情愿；遇到困难，开始不尽力克服，拖到最后又要做困兽之斗；害怕竞争，逃避现实，企图以姑息的方法来达到虚假的心理平衡等。人体神经系统的内分泌系统和免疫系统共用一套信号，一旦受到"癌症性格"的干扰，就会导致神经内分泌活动紊乱，器官功能活动失调，并使机体免疫能力降低，免疫监视功能减弱，进而影响免疫系统识别和消灭癌细胞的作用，易导致癌细胞转化和突变。研究发现大多数百岁老人对自己的生活比较满意，性格比较开朗活泼、随和宽厚，愿意与街坊四邻和亲戚朋友交往，与他人没有利益之争，不喜欢与人冲突，与邻里相处和睦，容易知足，很少发脾气。这表明健康长寿的老人通常具有宽容、善良、乐观的良好心态，这些积极心态成为心理养生的调节阀、营养素、不老丹和免疫剂。

二、定时顺时，饮食养生

孔子是美食家，他提倡饮食卫生，并提出饮食原则和宜忌。

定时顺时，不时不食。《礼记·内则》中言："凡和，春多酸，夏多苦，秋多辛，冬多咸，调以滑甘。"指出饮食烹调应顺应四时，可使饮食精美，烹调味美，可增加食欲，促进吸收，有利健康。"不时不食"即不是吃饭的正点时间不吃，是固护脾胃的重要方法。研究发现，食物摄入的时间影响新陈代谢，在睡眠阶段延长（16小时）的禁食方案可以保护被高脂肪食物喂养的老鼠，可防止糖代谢异常，炎症和体重增加，所有这些都与癌症预后不良有关，表明延长夜间禁食时间可以降低癌症发生的风险，改善癌症的预后。

避免饮食不洁、不节。孔子在饮食卫生方面提出八不食的膳食禁忌，"食钮而霭不食，鱼馁而肉败不食，色恶不食，臭恶不食，失饪不食，不时不食，割不正不食，不得酱不食"。即颜色变坏了不吃，味道变臭了不吃。煮的不熟太生，或过熟太烂了都不要吃，他不仅明确提出要避免饮食不洁对健康的影响，更要注意烹饪对食物营养的影响。

对广州市的100多位百岁老人调查结果显示，百岁老人大多有较好的饮食习惯，例如主张"食不言"，主张饮食时应集中精神，使得机体消化功能得以充分发挥，避免消化不良；大多饮食清淡且定时定量进餐，可以使胃肠道蠕动有节，从而保证胃肠道功能的正常运行，且无不良烟酒嗜好。江苏对5 491位百岁老人调查结果显示，百岁老人大多保持着清淡饮食，主食都以玉米、土豆、芋头、大豆、花生等粗粮、杂粮为主，每天吃两三种蔬菜的百岁老人占85%，但多数百岁老人常吃肉、鱼、蛋，90%以上百岁老人经常吃豆制品，爱喝粥，还对熬到一定火候的粥油大感兴趣，认为粥油是米汤的精华；一些百岁老人喜欢吃自家地里种的菜，肉要当天宰的，菜要当天采的，鱼要现场剖的，瓜果要当天摘的，豆腐要当天做的；一些百岁老人牙口也很好，特别喜欢吃凉拌菜，萝卜缨、大蒜、黄瓜、芦笋、韭菜黄等蔬菜常常凉拌着吃，这样恰好保存了蔬菜的新鲜和营养。喝姜茶、含姜片、用姜水洗脚还是长寿之乡如皋的一条养生经验。葱、姜、蒜这些调味品，除了提味，更有消毒、杀菌、镇痛、健胃、降血压等诸多功效。

三、强身健体，兴趣广泛

孔子十分注意健身活动。他经常和学生一起骑马、射箭、习武、游泳，还经常和弟子们一起外出郊游。古籍中形容孔子"趋进，翼如也"，说他走起路来，像鸟儿长了翅膀，健步如飞，在泰山一天门北的石坊上，还可以看到刻有"孔子登临处"的字样，说明孔子是极重视体育锻炼的。由此可知，孔子强健的体魄，与他积极倡导并参加体育健身活动是分不开的。

孔子兴趣广泛，多才多艺也是保证身心健康的重要条件。孔子"志于道，据于德，依于仁，游于艺"，不仅精通诗、书，为后世留下了宝贵的精神财富，而且对"六艺"等活动都非常有兴趣。他十分欣赏"乐而不淫，哀而不伤"的乐曲。正是广泛的兴趣爱好，陶冶了性情，促进了健康长寿。孔子的长寿，正在于将"养其身"与"有作为"密切结合在一起，精神作用于身体，将积极进取的心理和健康的体魄相结合，完成了超乎常人的成就，谱写出辉煌的生命乐章。

综上所述，儒家养生在肿瘤防治中起着重要作用。儒家不仅强调修心，还强调修身，注重锻炼。锻炼可以防癌：①机体处在运动状态时，每小时从血液中分泌出的具有抗癌作用的干扰素，比平时多一倍以上，运动可以加快血液流速，使癌细胞更容易被免疫系统清除。②运动通过有效的气体交换，可将一些致癌物质排出体外，运动后出汗可使体内的铅、锶、镍和铍等致癌物质随汗液排出体外，从而降低癌症的发病率。③运动可以燃烧脂肪，降低体重，降低肿瘤发生的可能性。肥胖至少会增加11种癌症的发生风险，包括乳腺癌、卵巢癌、子宫内膜癌、食管腺癌、贲门癌、胆管癌、肾癌、胰腺癌、结肠癌、直肠癌和多发性骨髓瘤；脂肪组织可以提高绝经后女性的雌激素水平，雌激素持续不正常地刺激乳腺及子宫内膜，可能引发乳腺癌及子宫内膜癌。另外，腰部脂肪细胞能促使人类产生生长激素，也能诱发某些肿瘤。大腹便便的腹型肥胖人群，更容易发生肠癌等疾病，推测可能与肥胖及运动量减少，使得肠蠕动减慢，呼吸减慢，致癌物排出减少、吸收增多，肠道内容物易于沉积等有关。④运动有助于改善情绪，有氧运动可使身心愉快和欢畅，以减轻精神压力对免疫系统的损害。⑤运动能锻炼意志，增强战胜疾病的信心和毅力。一些研究显示，大多数百岁老人从小就开始进行长期的体力劳动或体育锻炼，并一直坚持到高龄，部分老人常年坚持习练导引术或太极拳。运动对癌症患者的肿瘤微环境及肿瘤细胞存在多项干预机制，可以调节宿主与肿瘤之间的相互作用从而调节肿瘤的生长进程。

儒家注重避免饮食不当，这也是防治肿瘤的重要饮食习惯。中医认为进食中的一些物理性刺激因素能促使肿瘤的发生，在食法上过热饮、过热食是导致肿瘤的重要因素之一，热烫食物能破坏人体食管和胃的黏膜屏障，长期刺激易使食管和胃上皮增生而易于发生癌变。流行病学调查发现食管癌的发病与饮食习惯有关，如高热饮食能使食管和胃受到损伤，久而久之会导致食管和胃的上皮细胞出现增生性病变，甚或导致癌变。据报道，我国华北地区食管癌高发就与当地居民喜烫热饮食有关。

第三节　佛家养生与肿瘤防治

　　佛教追求解脱，不追求长寿，可是偏偏向佛的僧侣、居士多高寿。《历代名人生卒年表》记录：自232年（三国）至1884年（清朝）的1 652年间，生活在全国各地的571个高僧平均寿命达76.4岁，比历代皇帝的平均寿命高36.1岁，在"人生七十古来稀"的时代，能达到现代人的平均寿命，实属奇迹。就近现代而言，高寿的僧人、居士也比比皆是，清定上师世寿97岁、广钦老和尚世寿95岁、赵朴初居士世寿93岁、李柄南居士世寿97岁，这些高僧大德，全以高龄示寂。佛教信徒的寿命多超出一般人，也许是佛法中隐藏着长寿的因子，这种因子在滋养着佛教信徒的身心，增强了他们的防病抗病能力，最终使他们高寿。

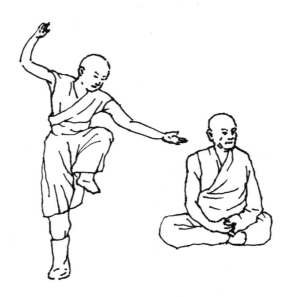

一、慈悲为怀，空灵心性

　　佛家倡导"慈悲为怀，普度众生"，慈悲的胸怀不易受不良情绪的影响，付出友善，哪怕是对别人付出一个微笑，传递一个幽默的表情，唾液中的免疫球蛋白浓度就会增加，这种抗体能增强人的免疫力。2006年8月，美国密歇根大学曾对利用假期在孟加拉国的加尔各答救助穷人的130名志愿者跟踪研究，发现在志愿者的唾液里免疫球蛋白A的数量比一般人要高11个百分点，而这种抗体能防止呼吸道感染，增强人的免疫力。一项长达25年的跟踪调查发现，心胸狭隘、名利心重、敌视情绪强的人，死亡率高达14%；心胸开阔、助人为乐、性格随和的人，其死亡率仅为2.5%。"百病生于气也"，不良情绪，如紧张、焦虑会抑制免疫功能，使人的免疫力下降，统计资料显示，性格忧郁、感情不外露的人患癌症的概率要比性格开朗的人高出15倍，癌症好发于一些受到挫折后，情绪长期处于压抑、焦虑、沮丧、苦闷、恐惧、悲哀等紧张状态的人，以及性格过于较真和易封闭自己情绪的人群。精神因素并不能直接致癌，但它却往往以一种慢性的、持续性的刺激来影响和降低机体的免疫力，造成自主神经功能和内分泌功能的失调，正常的物质代谢失调，使致癌物质发挥作用，使癌细胞突破机体免疫系统的防御，进而形成肿瘤。某动物实验也发现，造成动物精神过度紧张，也较容易诱发肿瘤。

二、素食文化，饮食节制

素食是我国汉传佛教饮食文化的核心内容。素食有两大特点，一是含维生素多，包括维生素A、维生素B、维生素C等；二是含纤维素多。纤维对人体有许多好处：①能增强胃肠功能，促进食物的消化和营养吸收，同时能减少消化过程中对脂肪的吸收，有助于控制体重。②可以延缓葡萄糖在肠道被吸收的过程，降低人体对胰岛素的需要，有益于防治糖尿病等代谢性疾病。③可以降低血液中与心脏病有密切关系的胆固醇、三酰甘油酯等的含量，以素食为主的人群心脑血管疾病发病率明显低于荤食者。④纤维素能使粪便膨胀软化，稀释大肠中的致癌物质，促进肠蠕动，以便废物和毒素的排出，因此能防止肠癌的发生。一项纳入24 825名受试者、平均随访6.4年的关于碳水化合物摄入的研究发现，摄入碳水化合物最少的受试者，心血管疾病死亡率、脑血管疾病死亡率、癌症死亡率风险均最高。

佛家主张素食。研究发现过食肉类增加致癌风险，如长期喜欢进食红肉，比如牛肉、猪肉、羊肉、动物的内脏等高胆固醇食物，将大大增加罹患大肠癌的风险。因为人体在消化这些高胆固醇食物时，产生的代谢产物可造成肠腔内厌氧菌增多，对大肠黏膜上的腺瘤会有强烈的刺激作用。如果人们不改变饮食习惯，人体经过5~10年的刺激和发展，大肠黏膜上的腺瘤会发生癌变，

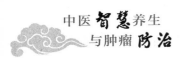

最终形成大肠癌。摄入多环芳香烃类和杂环胺类可以使肾细胞癌发生率提高20%~30%，同时使乳头状肾细胞癌发生率增加2倍。

三、禅茶醒神，不喜烟酒

佛教僧人大多都喜欢饮茶。史籍《南部新书》记载：唐宣宗大中三年（849年），有个130岁的和尚来到洛阳，宣宗问其长寿之道，和尚答，少时家贫，无药可服，一生唯爱喝茶，日饮百碗亦不厌多。大凡百岁老人，很少有不良习惯。基本是"少喝酒，不吸烟，适量饮茶"。尤其是生活在中国的百岁老人，大多有饮茶的习惯。僧人多高寿，与爱饮茶不无关系。茶中的茶多酚能极强地清除有害自由基，阻断脂质过氧化过程，提高人体内酶的活性，从而起到抗突变、抗癌症的功效；红茶茶多酚、茶黄素和茶红素能诱导人白血病U937细胞和K562细胞的周期阻滞在G（0）/G（1）期，从而达到防治白血病的目的。

佛家不主张饮酒和抽烟，长期过量饮酒、抽烟易引起癌变。一方面，长期过量饮酒易直接"灼伤"食管和胃黏膜，诱发细胞增生病变。另一方面，酒可能是致癌物的"帮凶"，酿酒的主要原料（大米、高粱、玉米等粮食）如果保存不当，发霉变质后则含有大量黄曲霉素，加上酒中醇类和醛类的刺激，易诱发癌细胞。研究结果显示，饮酒会显著增加患乳腺癌的概率，每天饮10g酒会增加4.290%患乳腺癌的概率；与每天饮0~5g酒相比，每天饮酒量6~15g的人患乳腺癌的风险会增加5.990%。经常饮酒的男性患结肠癌的可能性是不饮酒者的两倍，空腹时饮酒更为严重，长期饮酒者如果放弃饮酒，其患结肠癌的潜在风险同那些饮酒者是一致的，并不会因为放弃饮酒而在短期内得到改善。饮酒时吸烟会对致癌产生协同效应，吸烟者吸入一口烟同时喝下一口酒，便会将口腔内和咽喉部位的焦油物质冲洗下去，酒作为一种有机溶剂，会溶解香烟中的致癌物及其他有害物，帮助其渗透到细胞内部，对食管和胃黏膜细胞造成伤害，久而久之就容易导致食管癌和胃癌发生，也是口腔癌、咽癌、鼻咽癌、喉癌、肝癌、胰腺癌和结肠癌发生的重要因素。

四、晨钟暮鼓，空气清新

僧人的生活很有规律。早上五点打板起床（晨钟）。五点半上早殿，齐集大殿诵经（做早课）。六点半早斋（早餐），早斋后是工作时间，根据分工不同，务农，看护殿堂，接待香客、游人等。十一点半过堂（午餐），休息2个小时后继续工作。下午四点半上晚殿，诵经1个小时左右（做晚课）。下午五点半药食（吃晚饭）。晚上九点暮鼓，暮鼓后，打板熄灯休息。有规律的生活是长寿的根本。

科学研究发现，大脑皮层是各种生理活动的最高调节器，它的基本活动方式是条件反射，人们长期信守有规律的条件反射，会使身体各组织器官趋向规律化，这样能使大脑在生活中产生预见性和适应性，而预见性和适应性对保证身体健康、获得最佳的生理效应十分重要。僧人长寿与他们晨钟暮鼓式的生活方式分不开。研究发现，与朝九晚五不熬夜的人群相比，熬夜一族晚期肿瘤风险增加24%，早期肿瘤风险增加49%，因为长时间熬夜，身体得不到休息，加上精神压力大，导致内分泌激素水平的紊乱，免疫功能受到影响，是肿瘤发生的一个诱因。

僧人大多居住在空气清新、环境优美的山林里。研究发现，山林中、流水旁空气中的负氧离子要比其他地方多得多。2006年，英国民间环保组织测定：在人造山林中，每立方厘米空气中负氧离子含量在18 000个左右；在原始山林中，每立方厘米的空气中负氧离子含量达30 000个左右；而在城市中，每立方厘米空气中负氧离子含量才2 000个左右。负氧离子可明显提高机体免疫功能，活化网状内皮系统，提高单核巨噬细胞的吞噬功能，改善机体反应性，增强机体抗病能力，对防治肿瘤具有重要作用。同时，身处高浓度负氧离子环境中的人们，欣赏周围的绿色风景20分钟，能够使皮质醇水平下降13.4%，并能缓解压力，降低过高的皮质醇水平，避免损害免疫系统。

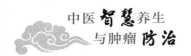

第四节　墨家养生与肿瘤防治

墨子是春秋战国时著名的思想家、哲学家和政治家，墨家学派的创始人。他不但治学有术，诲人有方，而且养生有道。墨家重视五行调息、形神调和、精于术数，集重视整体与注重实用于一体，具有神秘色彩。

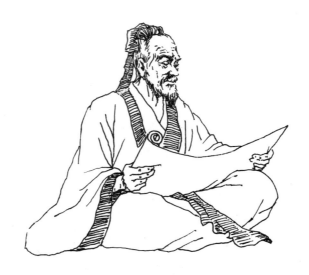

一、五行调息，神和形安

墨子在养生方面提倡"遵五行"而生，"逆五行"而损的规律。墨子区分四时，通过调理呼吸，按五行运气，最终可达"闭气不息"，神和形安，气满丹田，耳聪目明，祛除病邪，身强体健。最终，墨子活到92岁无疾而终。

五行养生法：

春嘘明目木扶肝，夏至呵心火自闲。

秋呬定知金肺润，肾吹唯要坎中安。

三焦嘻却除烦热，四季常呼脾化餐。

切忌出声闻口耳，其动尤胜保坤丹。

具体方法：

（1）仰面平卧，两臂轻放体侧，双手握拳。

（2）不断叩齿，待津液满口，徐徐搅漱片刻，缓缓吞咽。

（3）收缩鼻孔，做深呼吸，在吸至将满未全满之际，用口缓缓吐出，每次吐气在吐完与未吐完之时，将气咽下。

（4）缩鼻吸气。

（5）按此法反复不断，每次吸气时伴随提肛收腹，使体气上升；呼气时伴以鼓腹松肛，使内气下降，沉于小腹。

如此练习一段时日，自有全身气息自然鼓荡的感觉。这种功法在每月1—15日练习呼气时，意识要使气从10个手指排出；而在每月16—30日练习呼气时，意识要从10个足趾通出。长久练习能促进全身经络和气血自然贯通，有利于养精蓄锐，可固守元神，挡外邪于机体之外。

五行调息可使身心放松，使人体与自然气相通，加速细胞与外界物质和能量的交换，促进人体新陈代谢，充分吸取大自然的真气（能量），充分开发、调动人体潜能和自然能量来维持正常生理活动，调整机体免疫状态，提高免疫监视功能和免疫细胞杀伤能力，发挥其抗肿瘤作用。

二、和谐思想，平衡养生

墨子认为环境对人的影响很大，好的环境能让人学好，坏的环境则会让人学坏，所谓"染于苍则苍，染于黄则黄"。墨子主张"利天下"，其思想包含着利人的博大襟怀与抱负；认为既要重义，也要重利；提出"兼相爱""爱无差等"的和谐社会思想，对如何协调人与人的关系来创建和谐社会具有重要意义；崇尚"非攻"的理想社会，和谐社会无疑对整个社会人群的健康是有益的。研究发现，和谐的社会环境能使人心态平和、心情愉悦，愉悦的心情能产生一种名叫缩氨酸的心脏分泌物，通过直接杀死癌细胞和抑制癌细胞DNA合成、抑制癌细胞的生长来发挥效力。2010年发表在《细胞》杂志上的一篇研究文章发现，把一群小鼠放在一个宽松的环境中，笼子中放有各种小鼠喜欢的玩具，在这个环境中它们可以尽情地互动，与对照组小鼠相比较，这群小鼠的肿瘤变小了，有的甚至消失了，实验涉及的肿瘤包括肺癌、胰腺癌和黑色素瘤，说明和谐快乐的生存环境对肿瘤有抑制作用。

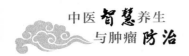

三、食不过饱，食不偏味

墨子重视饮食控制，主张食不过饱。他提出了"量腹而食，度身而衣"的原则，指出饮食不能过量，而要保持一定的限度。1953年出版的《癌症研究进展》中就提到过，人过中年，吃得过多且超重的人，与那些体重正常或体重偏低的人相比，死于癌症的可能性更大。可以合理推测，持续的中等程度的热量限制或体重控制会遏制肿瘤的发生。

热量限制有助于抗癌。热量限制能够延长寿命已经在多个物种中得到证实，在小型啮齿动物中，热量限制主要是通过降低癌症的发生率来延长寿命，包括对乳腺癌、皮肤癌、肠癌、卵巢癌、肝癌、脑肿瘤等有效。研究表明，热量限制导致能量供应不足从而使机体新陈代谢等功能降低，通过抑制血管生成来发挥抗癌作用，间歇性禁食不仅可以调节体内代谢、增强化疗效果、保护患者免受化疗的毒副作用危害，还有助于临床治疗，如二甲双胍仅在禁食诱导的低血糖期间治疗时能显著抑制肿瘤生长，而正常喂养时抑制作用不明显。除了对肿瘤细胞的抑制作用外，热量限制的另一个巨大优势是对正常细胞的保护作用，可以激活正常细胞对抗肿瘤药物引发不良应激的适应机制，包括DNA损伤的修复，减轻细胞死亡。然而，热量限制并不能抑制所有的癌症，其原因目前尚不清楚。美国马萨诸塞州剑桥市的Whitehead生物医学研究所的Nada Kalaany和David Sabatini的研究发现，将几种不同的肿瘤植入小鼠体内，然后观察在热量限制的条件下哪些肿瘤生长、哪些不生长，他们发现生长的肿瘤中负责编码磷脂酰肌醇3-羟基激酶（PI3K）的基因发生了突变，热量限制导致胰岛素水平显著降低，引起PI3K信号通路被抑制，增加细胞进入程序性死亡的可能性，从而抑制肿瘤的生长；但在一些突变的肿瘤中尽管胰岛素水平很低，PI3K依然保持活性，这些肿瘤在热量限制情况下仍然会生长。身体质量指数（BMI）及腹部脂肪增加与癌症风险上升有关，腰围越小，其癌症死亡率越低，验证了食不过饱的重要性。

食不偏味有助于抗癌。法国一项对10.1万人进行随访5.1年的研究发现，饮用含糖饮料与癌症总体风险和乳腺癌风险的上升显著相关，饮用纯果汁与癌症总体风险的上升显著相关；美国宾夕法尼亚州立大学的一项新研究发现，与对苦味最不敏感的女性相比，对苦味超级敏感的人癌症发病率高出了58%，对苦味比较敏感的人癌症发病率也高约40%，对苦味敏感的人癌症风险较高的原因主要在于饮食偏好及饮食质量，他们可能较少食用苦味蔬菜，这说明人们在饮食上宜均衡，不宜偏味。1985年欧洲共同体开始了欧洲防癌计划，该研究发现，血浆中含高水平的维生素C、类胡萝卜素，多摄入谷物纤维及坚持地中海饮食，可降低胃癌风险，而过食红肉和加工肉类可增加胃癌风险；过多摄入饱和脂肪酸及饮酒，与女性乳腺癌风险增加相关；乳蛋白和乳制品中钙的大量摄入与前列腺癌风险增加相关；过食红肉和加工肉可增加结直肠癌的发生风险，植物食品中的纤维素对结直肠癌有预防作用。以上研究指出了食不偏味的重要性。

世界癌症研究基金会提出了防癌建议：第一，在没有体重不足的情况下要尽可能的瘦，从21岁开始要避免体重和腰围增加。第二，将身体活动当作生活的一部分，每天做至少30分钟的中等强度运动。第三，控制高能量饮食，尽量避免喝含糖饮料，减少加工食品及快餐食品摄入。第四，尽可能吃植物来源的食物，每天摄入400g以上多种非淀粉蔬菜和水果。第五，每周红肉食用量限制在500g以下，并尽量避免食用加工肉，如烟熏、腌制类肉。第六，限酒，每天乙醇摄入量不超过10g。此外，还要控制盐的摄入，每天盐摄入量要小于2.4g，并避免摄入发霉的谷物或豆类；不使用饮食补充剂。

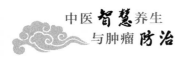

第五节　茶文化养生与肿瘤防治

茶文化在我国的发展源远流长，唐代陆羽的《茶经》记载，饮茶最早发源于神农氏所处年代，发现于我国先民寻求食物、采集药材的过程中，距离今天约有5 000年。"神农尝百草，日遇七十二毒，得茶而解之。""荼"，就是苦茶的意思，相传茶最早被发现时，是作为一种解毒药物存在的，后来才逐渐发展成为我们今天所普遍饮用的饮品。

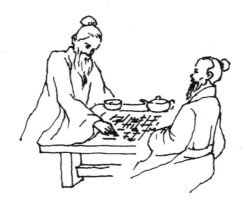

一、饮茶文化，源远流长

盛唐时期，随着茶叶生产的迅速发展，产茶区域的不断扩大，饮茶的习俗也随之传播开来，仅仅唐代李肇《唐国史补》中所提及的著名茶叶就有剑南（今四川大部分地区，云南澜沧江、哀牢山以东，以及贵州北端、甘肃文县一带）的蒙顶石花茶、东川的神泉小团茶、湖南的衡山茶、婺州（现为金华）的东白茶等21种之多，加之其他史料的补充，在唐代所生产的茶叶品种多达150种之巨。随着宋代茶诗、茶画、茶书、斗茶的风潮兴起，饮茶被视为风雅的象征，上至皇亲贵胄，较为出名的就是宋徽宗赵佶；下至文人墨客，都在饮茶文化的发展中贡献了力量。不少著名诗人都留下了关于饮茶的佳作，苏轼的"从来佳茗似佳人"，毫不吝惜对茶的赞誉。明清时期，随着我国制茶工艺的不断完善，诸如龙井、碧螺春、黄山毛峰等一批我们耳熟能详的名优茶不断涌现，茶的种类也由之前的炒青茶逐渐丰富，出现了黄茶、白茶、黑茶、乌龙茶、花茶等品类。

《本草纲目》说："茶苦而寒，阴中之阴，沉也，降也，最能降火。火为百病，火降则上清矣。"中医认为茶叶味苦甘性凉，具有清热解毒、清心除烦、生津止渴、消食止泻、提神醒脑等功效，适当的饮茶不仅可以解渴，在某种程度上还可以有一定的药效。现在医学通过对茶叶成分的分析与作用的探究，发现茶具有消炎抑菌、助消化、降血糖、降血压、利尿、醒酒、抗辐射、抗癌等诸多作用。更重要的是，喝茶会让人开心，这种愉悦感是不由自主、不受意念控制的，因为喝茶会促进机体多巴胺的分泌，而多巴胺是人体产生愉悦感的重要物质。在对百岁老人的调查中发现，四成百岁老人长寿的秘诀是嗜茶如命，八成百岁老人有饮茶的习惯。

二、合理饮茶，预防癌症

茶，以其丰富的文化底蕴，或醇厚或清爽的口感被人们所喜爱，其养生作用近年来也被广为探讨，尤其是对于茶叶的抗癌作用的研究证明了其在抗肿瘤方面的巨大潜能。

广西肿瘤防治研究所针对绿茶、红茶、香菇、猴头菇、绿豆、灵芝所作的预防黄曲霉素致肝癌的研究，结果表明绿茶的抗癌效果最好。高玉堂等在上海市区胰腺癌全人群病例对照研究中发现饮用绿茶对胰腺具有保护作用。瑞典的Karolinska Institute研究团队对6万名年龄在40~74岁的女性群体所作的调查发现，每天摄入一定量的茶能够有效地降低患卵巢癌的风险。日本的一项针对8 522人的10年随访研究发现，患上癌症的419人中，有饮茶习惯的女性患癌时间比不饮茶者晚约7年，有饮茶习惯的男性患癌时间比不饮茶者晚3.2年。

饮茶的抗肿瘤作用来自茶叶主要的有效成分，如：茶多酚、茶色素、茶多糖等。这些成分在不同种类的茶中含量也有一定区别，研究认为发酵类茶的抗肿瘤作用比未发酵茶类更佳，其中以乌龙茶为最佳。

不同有效成分发挥作用的机制也有所区别，茶多酚的抗肿瘤作用机制主要表现为抗氧化、调控致癌过程中的关键酶、阻断信息传递、抗血管生成及诱导肿瘤细胞凋亡这5个方面。绿茶中独特的茶多酚称为儿茶素，没食子儿茶素没食子酸酯（EGCG）是茶中的主要儿茶素，一杯绿茶中含有高达200mg的EGCG，EGCG已被证明对多种癌症具有预防作用。某抗氧化试验发现，一杯300mL的茶的抗氧化功能相当于750mL红葡萄酒，相当于5个洋葱。茶多酚的抗氧化效果比维生素E强18倍，抗氧化作用对于预防肿瘤效果明显。韩国一项随机临床实验的结果证明，结肠腺瘤切除后配合服用绿茶提取物能够显著降低异位腺瘤及复发性腺瘤的发生概率，起到了很好的化学预防作用。

此外，研究表明绿茶在降血脂，减肥，预防皮肤癌、肺癌、肝癌、前列腺癌、乳腺癌等方面都有着显著的效果，与化疗药物配合使用能够降低化疗药物的副作用，提高化疗药物的疗效。

茶多糖的抗肿瘤作用主要体现在提高患者免疫力、增强机体的自我保护能力等方面，而茶色素则主要通过抑制肿瘤细胞的增殖、调节细胞周期、诱导肿瘤细胞凋亡、调控细胞信号分子等方式发挥抗肿瘤作用。

三、茶有温凉，因人制宜

上文和大家分享了关于饮茶抗肿瘤的研究，那么究竟应该如何饮茶养生呢？从中医的角度来说，不同种类的茶由于生长的地域不同，炮制方法亦有差异，因此性味功效有所侧重，适宜的人群也有所区别。

一般来说，春天宜饮花茶，花茶香气浓烈，香而不浮，爽而不浊，具有理气、开郁、祛秽、和中的作用，顺应春季阳气上升、阴气下降的特性，促进机体阳气的生发，并能振奋精神，消除春困。夏天宜饮绿茶，绿茶性味苦寒，清鲜爽口，适宜于夏季赤日炎炎、气候闷热时饮用，具有清暑解热、生津止渴和消食利导等作用。饮绿茶不仅能促使汗腺排汗，通过汗液蒸发带走体内的热量，同时，茶叶中的茶碱具有利尿的作用，随着尿液的排出，又带走部分热量，人便有凉爽的感觉。秋天宜饮铁观音，铁观音色泽绿润、内质馥郁，适宜于缓解秋燥带来的口干舌燥的问题，具有润肤、除燥、生津、润肺功效。茶碱也有提神醒脑和轻微兴奋神经中枢的作用，能减轻或者消除秋天的悲忧情绪。冬天宜饮红茶或经烘焙的铁观音、陈年铁观音，这些茶醇厚甘温，能起到滋养阳气、去油腻、舒肠胃的功效，适宜于寒气袭人的冬季饮用。

同时，不同健康状态的人群宜选用不同的茶饮。绿茶偏寒凉，抗氧化性能最佳，能够清心降火、提神醒脑，有利于对正气的扶助；红茶偏温热，能够暖胃温筋，活血散瘀，养颜，适宜胃肠虚寒、阳气不足的人饮用；乌龙茶性平，偏凉，属半发酵（全发酵）茶类，富含单宁酸，有很好的减脂作用，适宜元气不足、脾胃虚弱、肥胖、精力下降的人饮用；普洱茶性凉，味苦甘，能够祛湿浊、化油腻，适合过食肥甘、痰湿瘀滞的人饮用。

第六节　酒文化养生与肿瘤防治

　　酒文化是中华文化的重要组成部分，早在5 200多年前，人们就已经知道了酒，在中国，酿酒的历史已经持续了近4 000年之久。在不同国家、不同文化的孕育下，产生了多种多样的酒，俄罗斯诞生了饮酒驱寒的伏特加烈酒文化；葡萄酒、香槟文化在"浪漫之都"法国应运而生；以传统、沉稳、严谨著称的德国孕育出了全民热衷的黑啤文化。在中国，酒自发现至今，酒文化以一种特别的方式渗透在我们生活的方方面面，形成了"无酒不欢""无酒不成礼仪""无酒不相会"等特殊的中国酒文化。过去，诗人们以饮酒作诗为一大乐事，现今，各大宴会上酒更是成为营造气氛不可或缺的催化剂，说酒是社会万千色彩中的一抹艳丽毫不过分。

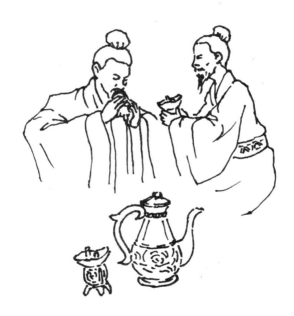

一、少饮怡神，活血通络

　　酒为五谷酝酿而成，其"气盛而慓悍"，能够行气活血、调和营卫，这与现代医学研究认为酒能够促进血液循环，加快新陈代谢，促进消化，与预防心脑血管疾病的理论不谋而合。但同时，正如《本草纲目》所言："酒，天之美酿也……少饮则和血行气，壮神御寒，消愁遣兴；痛饮则伤神耗血，损胃失精，生痰动火。若夫沉湎无度，醉以为常者，轻则致疾败行，甚则丧邦亡家而殒身亡命，其害不胜言哉！"中医认为酒性温，虽能行血脉、利筋骨，但亦为厚味之品，多饮则易生湿浊，患痰饮，阻滞气机，脾胃失于运化，《灵枢》中说道："其（酒）入于胃中，则胃胀，气上逆，满于胸中，肝浮胆横。"饮酒过多，轻则痰饮内积，气机失于调畅，出现肥胖、纳呆、胸闷、消化不良等症状，长期大量饮酒则很有可能出现癥瘕积聚，也就是我们现代医学所说的肿瘤的发生。

有些人爱酒，爱它独特的口感和味道，爱它芬芳的香气；有些人爱酒，是借酒释放心中的诸多不快和压力。酒，能渲染快乐的气氛，给寂寞孤独者以安慰，给愤懑不平者以胆气，让人能够审视和直面自己的内心。酒以其特殊的魅力成为诸多人生活中不可或缺的物品。

二、因人制宜，辨证选酒

根据中医理论，饮酒养生较适宜于年老者、气血运行迟缓者、阳气不振者，以及体内有寒气、痹阻、瘀滞者。药酒随所用药物的不同而具有不同的性能，用补者有补血、滋阴、温阳、益气的不同，用攻者有化痰、理气、行血、消积的区别，因而不可一概用之。体虚者用补酒，血脉不通者则用行气活血通络的药酒；体寒者用酒宜温，而有热者用酒宜清。有意行药酒养生者最好在医生的指导下做选择。

说到药酒则需要辨证论治，面对纷繁复杂的成酒应该如何选择呢？黄酒是经发酵而成的中国最古老的酒之一，含有丰富的氨基酸、多种糖类、有机酸、维生素等，发热量较高，自古至今一直被视为养生健身的"仙酒"。此外，《伤寒论》中多次提到绍酒，因为这种酒，酒性平和，不伤人、有营养，系优质糯米酿造，因而深得人们欢迎。葡萄酒内含有丰富的糖分、矿物质，以及多种氨基酸、柠檬酸、维生素等营养成分，因其甘醇的口感而受到许多古人的喜爱。《新修本草》将葡萄酒也列为补酒，认为它有"暖腰肾、驻颜色、耐寒"的功效，李时珍也说葡萄酒有"驻颜色、耐寒"的作用。以花酿造的酒品，例如桂花酒、菊花酒等，也因其所用花的性味不同而具有不同的功效。早在春秋战国时期桂花酒就已为人所用，《四民月令》记载，汉代的桂花酒是人们敬神祭祖的佳品，祭礼完毕，晚辈向长辈敬此酒，希望长辈们饮此酒后会长寿。菊花酒则被认为具有更高的养生食用价值，魏文帝曹丕认为菊花"辅体延年，莫斯之贵"，菊花是经霜不凋之花，所以菊花酒有抗衰老、明目、平肝、清热等功效，对老年人的听觉、视觉尤其有益。

丹麦哥本哈根一项对于酒的种类与全因死亡率的调查研究发现，少量或适量饮酒能够通过调节人体内的血小板聚集、高密度脂蛋白及胆固醇水平等冠心病危险因素从而对健康产生有利影响，尤其是葡萄酒，由于富含黄烷醇类化合物和抗氧化单宁等物质，在少量饮用的情况下，对冠心病、恶性肿瘤的患病风险降低有较为显著的作用，而啤酒或烈酒中均不含有此类物质，因此，出于养生目的的饮酒，建议选择葡萄酒为佳。需要注意的是，老百姓自己土法酿造的酒大多工艺不过关，往往含有杂醇（甲醇和乙醇以外的其他高级醇类），长期饮用可能损伤食管、胃、肠、胰腺和肝等，是消化道肿瘤发生的重要原因。

三、多饮伤身，肿瘤相随

多饮伤身，影响持久。乙醇经口进入人体后近九成都会被消化道吸收进入血液，经由循环系统在肝脏中分解代谢。乙醇对人体的危害主要体现在大量饮酒后，对神经系统和消化道、肝脏、胰脏的损伤。乙醇可以与大脑中的卵磷脂结合长达1个月之久，持久而缓慢地毒害我们的中枢神经系统。而饮酒的主要危害来源于乙醇在人体代谢过程中的中间产物——乙醛。大量饮酒后产生的乙醛在体内囤积，乙醛能够与细胞内外的蛋白质发生反应造成蛋白质变性、脂肪代谢障碍、某些酶失去活性甚至脏器组织坏死。短期大量饮酒可导致自由基生成增多，对一些膜结构造成改变或破坏，导致急性胰腺炎等疾病；长期大量饮酒将会增加多种肿瘤的发生概率。

长期大量饮酒可致癌。一般来说每天摄入乙醇量在40~80g，10年就有可能发展为酒精性肝病；若每天摄入乙醇量160g，10年就有可能发展为肝硬化。短期酗酒比多次少量饮酒的危害更大。英国剑桥大学的研究表明，乙醇及其代谢产生的乙醛能够损伤造血干细胞DNA，造成其结构改变，从而诱发癌症。上海市肿瘤研究所通过对上海市区45~64岁男性居民饮酒行为每天随访，研究发现每天饮酒量与总死亡率、恶性肿瘤死亡率都表现为U形关系，少量饮酒（乙醇摄入量女性为每天5~15g，男性为每天5~30g）能够降低中老年男性恶性肿瘤患病率及死亡率，但随着饮酒量的上升，尤其是在每天饮酒量大于90g以上后，将会大大增加食管癌、结直肠癌等恶性肿瘤的患病风险。2015年

《英国癌症杂志》一项涉及48万人的荟萃分析发现，饮酒会增加多种癌症的发生风险，喝得越多，风险就越高，重度饮酒者口腔癌和喉癌的发生风险是不饮酒者的5.13倍，而食管鳞状细胞癌则是4.95倍，结肠癌是1.44倍，喉癌是2.65倍，乳腺癌是1.61倍，肝癌是2.07倍，胆囊癌是2.64倍。乳腺癌是女性主要的乙醇相关性癌症，结直肠癌是男性主要的乙醇相关性癌症。

第七节　水文化养生与肿瘤防治

我国悠久的发展历史中，创造并形成了以水为载体的水文化养生。水是所有生物细胞进行生物化学反应所必需的一个基础环境，离开了水，生物化学反应将停止，生命活动也就停止了。鉴于水对人类社会的重要性，1993年联合国大会将3月22日确定为世界水日。

一、元素丰富，承载生命

水功能强大，富含营养。钙、钠、钾、氯、镁、铁、锌、铜、铬、碘、钴、钼和硒等是人体生命活动必不可少的元素，饮用水对其摄入的贡献率为1%~20%，水中的矿物质可以部分补充人体膳食矿物元素的摄入，尤其是钙和镁。水能溶解、携带各种人体必需的物质，负责传送养分、保持各关节和内脏器官的湿润、调节人体的温度，使人体的各个组织都能有效地工作，包括提高免疫系统的活力、刺激神经生成抗击抑郁的物质、调节睡眠、提高注意力、帮助大脑保持活力、活化细胞并促进血液循环、提高组织更新能力和防御能力。

世界卫生组织制定的健康的饮用水标准包括：pH值呈弱碱性7.45~8，不含任何对人体有毒、有害及有异味的物质，水的硬度（以碳酸钙计）介于30~200mg/L之间，人体所需的矿物质含量适中，水中溶解氧不低于7mg/L及二氧化碳适度等。一项对中国长寿之乡浙江省永嘉县的调查结果显示，其生活用水的主要来源——楠溪江的水质，符合国家Ⅰ类水质标准。经监测，楠溪江的水中铁、锌、硒、铜、锰的含量均达到甚至超过国家Ⅰ类水质的标准，重金属离子如铅离子、汞离子、砷离子、镉离子等含量极低，pH值在6.96~7.78之间，相当于天然弱碱性水，水质无污染，完全达到人体生理需要的健康饮用水标准，这种水质与永嘉县的人健康长寿关系密切。据统计，水中富含钙和镁等的地区肿瘤的发病率更低。

对美国100个大城市的饮用水调查发现，水的弱碱性是降低癌症死亡率的一个因素。得克萨斯州的金森教授发现，纽约附近的一个小镇上，各种肿瘤患者的人数都低于其他邻镇，经研究发现该镇有一大湖，湖水中钾的含量高于其

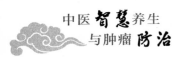

他镇。他又对20个国家的人群摄钾量进行分析，结果发现凡摄取钾量多的地区，其患肿瘤的人就少，表示天然弱碱性水可能有利于肿瘤防治。

二、上善若水，心理健康

"上善若水，水善利万物而不争"。水滋养世间万物，可谓至高至大，但水却从不争功，而是顺流而下，回归大江、大湖、大海。我们要融水淡泊功名的品性于日常生活的品德修养中，处世若水之谦卑，存心若水之亲善，言谈若水之真诚，为政若水之条理，办事若水之圆通，行动若水之自然，人品若水之纯清。通过吸纳水的平静之灵，铸造良好的心理素质，善于消除不良情绪，这最利于健康长寿。

中华医学会健康管理学分会发布的《2017中国城镇居民心理健康白皮书》提到肿瘤患者的心理问题伴发率极高，心理健康的仅有5.1%。大量研究证实，不能较好地宣泄和表达内心不愉快的感受，经常抑制自己情绪的性格特征与肿瘤的发生和发展密切相关，在食管癌患者中有56.5%的人在生活中常感到情感压抑和有负面情绪；在恶性肿瘤患者中，有不良情绪或情感不能正确宣泄者高达76%，而患其他疾病的人只占32%。美国癌症研究所对早期恶性肿瘤患者进行手术治疗的观察研究发现，对治疗效果怀疑、因患病失去信心、悲观、绝望及焦虑者癌症常易复发；有精神压抑和情感抑郁等负面情绪者，治疗后更容易出现并发症或后遗症。美国国家癌症协会发布了一项研究结果：大约有10%的恶性肿瘤会自然消失，且很少复发；有多种因素可使恶性肿瘤自然消失，而乐观的心态、自我身心放松、情绪的自我合理宣泄和调节就是其中的重要因素。调查发现，在恶性肿瘤患者中，疾病自然消失的患者大多性格开朗、乐观，喜欢运动。相关研究表明，正面情绪有利于机体分泌一种抗癌物质，增强免疫力，提高人体的抗病能力。要保持良好的心理状态，就需要有较强的情绪管理能力，像水一样融入自然界，不争、不怒、不嫉、不恶，铸造良好的心理素质，不管是工作中的压力和负担，还是生活中的烦恼和忧愁，都能淡然处之，保持乐观愉悦的情绪，这样可以有效地预防和治疗恶性肿瘤。

三、合理饮水，防癌有方

癌症多数是对生物体细胞的营养补给不平衡导致的。水中微量元素多以溶解态或离子形式存在，人体对其吸收率达90%以上，易对健康产生影响。多数长寿区水资源丰富、水质优良。都江堰市长寿区的饮用水源来自达古冰川泉水，溶解氧含量高并富含各种天然矿物元素；新疆长寿区的水源是当今世界上最洁净的水源之一；夏邑的饮用水呈弱碱性且富含铁、锰、锌、硒、锶等微量元素。优良的水质对增强免疫功能、延缓衰老有益。一般来说，早、中、晚三餐之前约1小时，应该喝一定量的水。饭前空腹喝水，水在胃内只停留2~3分钟，便迅速进入小肠并被吸收进入血液，1小时左右可补充到全身组织细胞，供应体内对水的需要。饮水宜少量多次、适量，不喝生水和不洁水，不喝过热水。美国一项研究显示，一天喝水多于5杯的女性，比一天喝2杯水或更少水的女性，罹患结肠癌的风险低45%；一天喝水多于4杯的男性比喝1杯水或更少水的男性，罹患肿瘤的风险低32%。

　　环境中的重金属污染水体的问题变得越来越严重，砷、镉、铅、汞等有毒重金属进入水体后，凭借其持久性和难降解性可以在水体中不断积累，在自然循环中产生不同的毒性，进而间接或直接影响人体健康。一份大样本信息（Meta）分析结果显示，饮用自来水、矿泉水和桶装水可以使胃癌的发病风险降低，其中饮用自来水组胃癌患病风险最低，是饮用井水组的1.9%，同时饮用河水、沟塘水、窖水是胃癌的危险致病因素。江水、河水、湖水等地表水和沟塘水由于其暴露范围广的特点，水体水质受污染的机会大，重金属超标，污染程度严重。井水虽然作为饮用水水源，属于地下水类型，但当地表水或含水层土壤受到污染时，浅层的地下水较易受到污染从而导致消化道肿瘤的发生。例如，研究发现氯化汞可以引起人类外周血淋巴细胞中8-羟基脱氧鸟苷的升高从而导致DNA损伤，而这可以成为肿瘤发生的原因。国际癌症研究机构的流行病学研究证实了镉与暴露在含镉环境中的人群发生肺癌密切相关，将镉及其化合物列为 I 类致癌物质，并将砷和汞列为致癌物质，将无机铅列为可疑人类致癌物。日常生活中一些自来水，如果其来源河流、湖泊等受到不同程度的污染，即使经过了氯等消毒物品的杀毒，仍可能产生三卤甲烷等致癌物质。

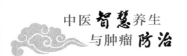

第八节　素食养生与肿瘤防治

　　中医历来主张清淡素食、少食用肥腻厚味的食物。《黄帝内经》认为人体健康长寿源自"起居有常，饮食有节""恬淡虚无，精神内守"，过多食用酒肉，可引起"膏粱之变，足生大疔"。素食是我国汉传佛教的一大特色，是佛教饮食文化的核心内容，是佛教养生之道的一个重要组成部分。素食分三种，一是"全素素食"（不吃所有动物和与动物有关的食物），二是"蛋奶素食"（在动物性食物中只吃蛋和牛奶），三是"奶素食"（除牛奶外所有动物性食物均不食用）。从营养学角度分析，素食能满足人类大多数营养供应，值得指出的是，素食中的粮食是指未精加工的粗粮；油类是指纯植物油，包括亚麻子油、橄榄油、大豆油、玉米油、葵花子油、花生油等。以粗粮和纯植物油为主，蔬菜和干鲜果品都是非常好的素食，真正有益健康。

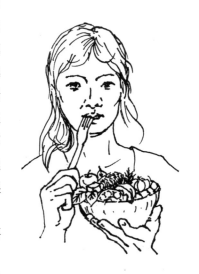

　　过多摄入动物性高能量食品，是引起肿瘤等众多慢性疾病的原因。美国等发达国家在膳食结构中降低动物肉类、脂肪的摄入量，其目的是增加植物性食物的摄入，促进人体的正常代谢，以减少肿瘤发病的危险因素。选择素食已经逐渐成为符合时代潮流的健康生活方式。

一、素食养生，全谷物佳

　　全谷物饮食促进健康。一项来自东芬兰大学的研究发现，摄入全谷物能降低多种疾病的患病风险，包括2型糖尿病、心血管疾病和某些肿瘤，其机理可能与全谷物饮食能降低机体中的血清素水平有关，因为恶性肿瘤患者机体血液中血清素水平比健康个体高。

　　素食增寿。一般来说素食者比非素食者更长寿，巴基斯坦北部的浑匝人、墨西哥中部的印第安人和美国西南部的土著，都是原始的素食主义民族，他们健康且充满活力，极高的平均寿命令人称羡。佛教的僧人也因素食而高寿，已故中国佛教协会会长赵朴初居士一生素食，活到93岁高龄，生前不仅身体很好，而且思维十分敏捷。历史上许多著名的宗教家、哲学家、作家、艺术家、科学家等都是素食者，而一些以肉食为主要食品的部落，人的寿命都不长，如因纽特人。从1991年开始，美国政府大力提倡新的4种基本食物组合：全麦谷类、蔬菜、种子豆类、水果。后来，美国农业部正式宣布：素食在各种营养方面均可达到"国家推荐的饮食标准"，也就是说，不必吃肉、鱼、鸡、蛋和乳制品，也可以有很好的营养。2013年《美国医学会杂志·内科学》（*JAMA Internal Medicine*）发表的一项关于素食饮食模式与死亡率的前瞻性队列研究表明，素食与心血管疾病死亡率、癌症死亡率、肾脏病死亡率和内分泌疾病死亡率下降有关，这些结果在男性中更显著。植物性食物中一些天然成分（如类胡萝卜素、多酚类）具有抗氧化和抗炎作用。过多地摄入脂肪类食物、吸烟、接触辐射、过度劳累可使体内氧化自由基的水平变高，出现过氧化状态。进食含有各种天然抗氧化物的水果、蔬菜，可以消除体内过氧化状态，进而减少氧化损伤。而人体衰老是机体细胞和组织受自由基氧化损伤的总和。植物性食物中酚类、维生素类、微量元素、多糖等可显著减少机体氧化状态，提高脑和肝脏组织的抗氧化酶活力，从而起到延缓机体衰老的作用，经常吃素能起到延年益寿的作用。

二、合理搭配，改善环境

合理搭配，五色素食更养生。素食营养容易被消化和吸收，人体需要的营养物质如糖、脂肪、蛋白质、多种维生素、矿物质等素食里全都有，许多素食中蛋白质的含量比肉类和蛋类都要高，尤其是黄豆和黑豆。黄豆的蛋白质含量是猪肉的两倍多，100g豆腐或者25g黄豆就能满足人体一天的蛋白质需求，还可适当增加胚芽米、糙米、全麦制品等全谷类食品的摄入，素食者只要搭配合理，营养成分更容易被消化、吸收，促进健康。绿、红、黄、白、黑5种颜色的食材，各入不同的脏腑，各有不同的食疗作用。绿色食物：黄瓜、菠菜等含有的叶绿素卟啉环中的镁原子可置换血液中重金属，达到解毒、排毒、养肝的作用。红色食物：西红柿，一天一个西红柿能使男性前列腺癌患病率降低45%左右，西红柿熟吃更好；红辣椒可改善情绪、缓解焦虑，适合情绪低落的人吃。黄色食物：玉米、黄豆、南瓜等黄色食物主脾，能增强肝脏功能，也泛指含维生素A多的蔬菜，包括胡萝卜、西瓜、红薯等红黄色的蔬菜。白色食物：燕麦粉、燕麦片，燕麦粥不但降胆固醇、三酰甘油，还对肥胖和糖尿病有效，而且燕麦粥对通大便有特别好的效果。黑色食物：黑木耳、海带、灵芝、黑豆等黑色食物主肾，能润肤、美容、乌发，黑木耳可以降低血液黏度，做汤或炒菜都可以。

素食有利于改善机体内环境。素食者随汗水排出身体的尿素和乳酸等有害物质相对较少，对皮肤损害小，所以使皮肤变得颜色红润、柔嫩光泽，神清气爽，身上基本没有什么怪味，有美容、除臭之功效。当食肉类多时，血液中增多的尿素和乳酸随汗水排出，不停地侵蚀皮肤表面的细胞，皮肤就会变得粗糙、失去弹性，而且汗液分泌后经细菌发酵奇臭无比，以肉食为主的许多西方人不得不以各种香水来遮掩体臭。素食含膳食纤维，纤维素能减少消化过程中对脂肪的吸收，增强胃肠蠕动，利于体内有害物质实时排出，促进益生菌的生长，从而降低结肠癌的发病率。素食中富含的金针菇多糖、竹荪多糖、茯苓多糖、灵芝多糖可显著提高机体巨噬细胞的吞噬指数，并可刺激抗体的产生，从而增强人体的免疫功能，对癌细胞具有很强的抑制作用。

三、素食防病，利于抗癌

过度肉食是癌症发病的因素之一。研究表明素食者比肉食者癌症发病率低20%~40%。而肉食在胃中不易消化，甚至进到大肠时尚有大部分未消化或只消化了一半。肉食由于肉类纤维素含量少，消化后产生的粪便量较多，不利于肠道蠕动，在大肠中腐化极易产生毒性物质，在肠道内长期积存，毒素和水分被吸收，容易产生口臭、饱胀、呕吐、便秘等病证。

经常摄入素食有助于降低雌激素的新陈代谢，一项纳入1 200例患者的病例对照研究发现，素食者体内有较低的尿雌三醇和血浆中有较高水平的性激素结合球蛋白。此外，水果和蔬菜含有多种抗氧化剂和植物性化学物质，可通过细胞凋亡或雌激素依赖途径降低子宫肌瘤发病风险。事实上，许多果蔬提取物能够抗肿瘤，天然蔬食中的某些成分能够抑制癌细胞增殖，这有助于预防肿瘤。番茄红素是一种类胡萝卜素，在红色的果蔬中含量较高，如番茄、胡萝卜、葡萄、西瓜。番茄红素通过抑制癌细胞增殖，诱导癌细胞凋亡，改变癌细胞增殖周期等方式对卵巢癌细胞、肺癌细胞、胃癌细胞、宫颈癌细胞、前列腺癌细胞起到抑制作用。

辣椒素是辣椒的主要活性成分，研究发现辣椒素也具有抗癌作用，对人肝癌细胞、结肠癌细胞、乳腺癌细胞、膀胱癌细胞等具有促进凋亡和抑制增殖的作用。

T. 柯林·坎贝尔、托马斯·M. 坎贝尔Ⅱ在《救命饮食：中国健康调查报告》指出，在5%的蛋白质饮食中，黄曲霉素剂量再增加也不会对病灶有影响，而20%的蛋白质饮食中，黄曲霉素则明显促进肿瘤生长，饮食中蛋白质含量高的所形成的病灶远远高于蛋白质含量低的，蛋白质对病灶的影响显然要比黄曲霉素对病灶的影响更大，混合功能氧化酶（MFO）作用下的黄曲霉素代谢物在其中起着重要作用，会攻击细胞的DNA。进一步研究发现，减少蛋白质的摄入量可以明显降低MFO活性，进而预防危险致癌物与DNA结合。美国学者研究了蛋白质对乙肝病毒（HBV）引发小鼠肝癌的影响，结果发现摄入22%酪蛋白饲料的小鼠肝细胞发生了癌前病变，而摄入6%酪蛋白饲料的小鼠基本上没有表达病毒基因，这显示低酪蛋白饮食可以抑制肝损伤，减少动物蛋白的摄入量可以控制肝肿瘤的形成，长达100周的研究发现摄入5%低蛋白质饮食的老鼠还活蹦乱跳、皮毛光亮，而摄入22%酪蛋白饮食的老鼠全数死亡。

一项由美国康奈尔大学、英国牛津大学及中国预防医学科学院合作进行的大型流行病学调查报告提出以下多个结论：植物性食物可以使胆固醇水平降低，当血液中的胆固醇水平下降时，多种肿瘤的发病率都会显著下降；植物来源的纤维素和抗氧化剂与消化道肿瘤发病率较低有关；植物性食物加上积极的生活方式不仅能维持健康体重，而且能让人长得更加强壮、高大。洛杉矶的莱斯特·莫里森医生在1946年进行了一项实验，让50名肿瘤患者维持一般饮食，另外50名肿瘤患者采用实验饮食（少摄入脂肪和胆固醇），结果很明显，少吃肉、多吃植物性食物，可以遏制病势。一项囊括36 000例乳腺癌患者的回顾性调查结果显示，长期高脂肪饮食的人，其乳腺增生、乳腺纤维瘤及乳腺癌的发病率较高。

第九节　辟谷养生与肿瘤防治

辟谷是一种古老的养生方法，以一定的时间段不进食的方式来调理人的脏腑功能。最早关于辟谷的文献记载可以追溯到战国时期的书籍《却谷食气篇》，后经历代医家对其内容进行丰富和完善，辟谷养生法已经成为中医养生的重要组成部分。

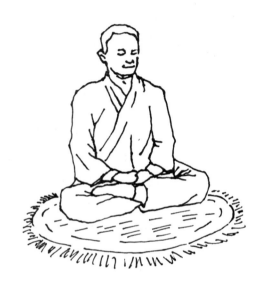

一、辟谷减负，调理脏腑

辟谷能有效调理脏腑功能。研究表明，每周坚持2天轻断食，是一种安全的饮食干预，可降低肥胖者的体重、体脂率、腰臀比，改善空腹血糖和餐后血糖水平，促进血液循环，利于增强全身组织血氧供应，疏解不良情绪，降低"坏胆固醇"和三酰甘油水平，降低身体氧化应激水平。为期两周的轻断食疗法可使超过80%慢性疼痛患者的抑郁、焦虑程度得到缓解，以上因素的控制有利于降低患癌风险。每季度轻断食5~7天就能迫使身体进入"生存模式"，耗尽体内储存的脂肪和糖分，能有效改善血压、血糖、血脂等指标，促进毒素排出和体重下降，减重效果明显，且安全性测评结果良好。对于糖尿病患者，辟谷疗法可降低患者血糖水平，消耗脂肪，激活细胞，让脏腑功能自我修复，消除胰岛素抵抗，使机体的代谢功能恢复正常，显著改善负性情绪，有效提高患者生活质量，让患者在治病中减重，在减重中治病。在一些哺乳动物实验模型中，禁食或减少10%~30%的热量摄入可延长动物50%的寿命。

研究发现，延长夜间禁食时间可能是降低乳腺癌复发风险的一个简单的非药物策略，因为夜间禁食可改善糖的代谢和睡眠。一项针对2 122名没患糖尿病的妇女研究的结果显示，长时间的夜间禁食与血糖控制的生物标志物显著改善相关；夜间禁食的时间越长，如在下午5点后饮食少于每天总能量摄入30%的妇女中，C-反应蛋白（CRP）的浓度就越低，这说明延长夜间禁食时间可以降低癌症风险，改善癌症的预后。

二、辟谷调身，导引相助

辟谷疗法通过禁食，起到调身作用，并通过调息导引来敛神炼气，使大脑放空、身心放松，充分调动人体潜能和自然能量来维持正常生理活动。辟谷时习练服气、吞津，采用人体特殊的能量通道，集自然精华之气于一身，即进入不饥不渴的辟谷状态，减弱饥饿感及身体虚弱等不适反应，提高身心愉悦程度，在这种特殊的生理状态作用下，可以激发人体的潜能，调动自然能量，使各生理功能进行强力、持久的周身调治，"气满不思食"。

辟谷通过调身、调息、调神，对肥胖、脂肪肝和糖尿病等代谢性疾病进行干预来预防癌症。已患病者则用此方法敛神炼气，使大脑始终处在一种自动的全新状态，体能和潜力得到充分的调节和发挥，身体负荷减轻，气血得到最充分的利用和发挥，这样便能调节机体功能，增强人体免疫力，以积极乐观的态度治疗肿瘤。

三、辟谷抗癌，机理所在

肿瘤是一种代谢疾病，与衰老和氧化损伤密切相关，辟谷在肿瘤的预防和治疗方面有积极作用。研究发现，饥饿不仅能保护正常细胞，还能使肿瘤细胞对化疗敏感。4T1细胞用禁食小鼠的血清或血糖和胰岛素样生长因子1（IGF-1）水平降低的血清模拟禁食条件，显示肿瘤细胞对化疗药物阿霉素和环磷酰胺的敏感性增加，葡萄糖和IGF-1的限制也抑制了15个其他小鼠和人类肿瘤细胞系（包括黑色素瘤、胶质瘤和神经母细胞瘤）的肿瘤增殖，并使细胞对阿霉素和环磷酰胺敏感。在实验所用的小鼠中，隔天禁食导致淋巴瘤的发病率显著降低，每周禁食1天会延迟p53抑癌基因缺陷小鼠的自发性肿瘤发生，多个周期的禁食可以像毒性化疗一样有效地预防癌症。

在癌症的治疗中，辟谷可增效减毒。禁食可降低IGF-1和葡萄糖及相关信号水平，使正常细胞中哺乳动物西罗莫司靶蛋白（Target of Rapamycin，TOR）和蛋白激酶B（Protein Kinase B）等通路下调、抗压力基因上调，保护其免受化疗等应激源的伤害（差异应激抗性）；禁食部分介导了在癌细胞中引发的不同反应，可使癌细胞对化疗药物更易感，提高治疗效果，这与癌细胞葡萄糖摄入增多、线粒体功能改变等独特的代谢特征有关。在转移性肿瘤的小鼠模型中，与同样水平的化疗或单独禁食相比，禁食和化疗联合可导致20%~60%的无癌生存率。在一些哺乳动物实验模型中，禁食或减少10%~30%的热量摄入可防止自发、化学或辐射诱发的肿瘤发生，保护正常细胞和小鼠免受有害代谢条件的影响，并降低肿瘤的发生率。在小鼠皮下移植几种小鼠和人癌细胞系，两个周期禁食，完全饥饿48~60小时，能够产生与两个周期环磷酰胺或阿霉素治疗相同的肿瘤生长迟缓效果，更重要的是，当禁食加上化疗时，肿瘤大小保持在仅接受药物治疗的小鼠的一半以下。

第十节　粥文化养生与肿瘤防治

粥是我国饮食文化的精粹之一，有着悠久的历史，在距今10 300年的河北武安磁山文化遗址中，已经发现当时的先民有煮食粟米粥的痕迹；《周书》有黄帝始烹谷为粥的记载。2 500年前粥始作药用，《史记》有西汉名医淳于意（仓公）用"火齐粥"医治齐王病的记录；汉代医圣张仲景《伤寒杂病论》述"桂枝汤，服已须臾，啜热稀粥一升余，以助药力"；历代医家均有涉及药粥的专著，如唐代孙思邈的《千金要方》、宋代官府组织编撰的《太平圣惠方》、元代忽思慧撰写的《饮膳正要》，至明代《本草纲目》书中专门列部介绍了瓜、果、谷类、菜、禽兽等食疗品种，仅食粥疗法就介绍了140余种。在当代我国居民的肿瘤防治中，粥也有着重要的作用，不同的粥有着不同的功效，合适的粥不仅能调动癌症患者的食欲，还能促进机体的康复，对于病情有良好的控制作用。

一、因人因地，药食两用

粥将食用、药用高度融合。食用宫廷药粥一度成为古代统治阶级皇权的象征，《金銮琐记》载：唐代诗人白居易在翰林院做官时，因其才华出众，受唐穆宗赏识，赐其"防风粥"一瓯，食之口香七日。可见食用宫廷药粥，在当时已备受推崇。南宋著名诗人陆游也极力推荐食粥养生，曾作《粥食》诗一首："世人个个学长年，不悟长年在目前。我得宛丘平易法，只将食粥致神仙。"他享年八十有六，深受米粥补养之益，从中悟出吃粥养生是延年益寿最简便有效的妙法，大赞"只将食粥致神仙"。北宋文人张耒，对米粥养人也体会深刻，认为每天清晨吃米粥是进食补养的第一妙诀。

我国食粥的地域特色十分鲜明，北方食粥多以豆粥、杂粮粥为主，以"腊八粥"最具代表性，人们将其视为阖家团聚、共庆岁末之佳品；南方食粥以福建及广东、广西最具特色，其品类繁多，粥中常加入菜蔬、海味等。在广东粥突出鲜字，其制法有滚粥和煲粥两种，滚粥的做法是先熬好一锅粥底，将新鲜的鱼、虾、蔬菜类放入其中略滚即起，因此也称生滚粥；煲粥的做法是由生米和其他材料一块用小火慢熬，以熬至水米融合、柔腻如一为要。

国医大师们对粥也情有独钟，例如邓铁涛一周至少有两餐吃粥以养脾胃；吕景山每天都会喝碗小米粥以滋养脾胃；颜正华会常喝些韭菜子粳米粥，达到健脾、补肾、通便的功效；朱良春坚持70年喝粥，将绿豆、薏苡仁、莲子、扁豆、大枣、枸杞、黄芪这几样东西合在一起食用，能滋补调和五脏，使正气充足，精力体力旺盛。他们不仅健康，而且长寿。

二、粥养脾胃，延年益寿

不同的煮粥原料，有不同的食疗效果。煮粥原料以新鲜的香稻为首选，稻味甘，入脾经、胃经，香稻制粥黏性强，滑嫩起胶，芳香可口，味道纯正，谷类外层营养成分比里层多，谷粒外层含大量B族维生素和矿物质，因此在淘洗时不要太用力，也不要长时间浸泡或用热水淘洗。香稻粥富含优质蛋白、氨基酸、碳水化合物、维生素、矿物质及微量元素等，具有补中益气、健脾养胃、通血脉、止烦、止渴、止泻的功效，所含的水溶性膳食纤维可预防动脉硬化，含有的维生素E有消融胆固醇的作用，对五脏的保养作用较为均衡，适合绝大部分人。粥中尤以粥油营养最为丰富，是米汤的精华，滋补之力不亚于人参、熟地等名贵的药材。糯米作为大米的一种，含有较多黏质，补气、补养脾胃作用更好。小米粥养心、和胃、助眠，对老人、患者、产妇来说，小米粥是理想的滋补品。红薯在《本草纲目》中称甘薯，有"补虚乏、益气力、健脾胃、强肾阴"的功效，红薯粥能养胃健脾，预防便秘，脾胃不好的人，适合用红薯煮粥，红薯还有益心脏健康，能预防糖尿病，抑制胆固醇，在日本国立癌症研究中心公布的抗癌蔬菜排行榜中，红薯名列榜首。玉米粥除含有碳水化合物、蛋白质、脂肪、胡萝卜素外，还含有核黄素、钙、镁、硒及多种维生素，有助于预防心脏病、高血压症、高脂血症。实验证明，从玉米中提取的磷酸钙型不饱和脂肪酸具有很强的抗癌性，玉米中的谷胱甘肽可与人体内多种致癌物质结合，使这些物质失去致癌性。

吃粥益处多。哈佛大学对10万人进行长达14年的研究发现，每天喝一碗由约28g全谷物熬成的杂粮粥，可降低5%的死亡率和9%的患心血管疾病的发生率。联合国规定的长寿地区标准是每百万人口中有百岁老人75位，而在江苏如皋市145万人口中，百岁老人已达172位，90岁以上的老人更超过4 000位。专家认为，这与如皋市区"二粥一饭"的独特饮食习惯有关，如皋市百岁老人中有74%的人每天早晚吃粥。吃粥可以减少热量的摄入，防止肥胖，有效抑制高血压症、心脏病、糖尿病等代谢性疾病发生，对预防肿瘤具有重要作用，粥被称为"世间第一补之物"。

三、粥助药力，防治肿瘤

药粥，是由定量的中药和适量的米谷，与一定比例的水和调味品一起煮成的具有食疗作用的粥。药粥是我国历代医家和先民们在药食同源探索之路上凝结成的智慧结晶。白粥本身就很有营养价值，但古人往往将其制成药粥，既可保健养生，又有治病之功。在医圣张仲景的《伤寒杂病论》中，粳米就是一味常用药。张仲景会让患者服药后再喝热粥，使人发汗，以促进药力发挥。他强调以"糜粥调养"，这对疾病预后和虚弱患者的保养有积极作用。药王孙思邈《千金要方》中也有不少关于药粥的记载，其中《食治篇》称，粳米能"养胃气，长肌肉"。

各种粥品具有不同的防治肿瘤功能。首先粥能补养脾胃，增强人体抗病能力。例如粳米粥能补脾益气，养胃生津；黄米粥能和中健脾，补气养血；红豆粥可健脾益胃，补血养心；莲子粥可补心宁神，益气健脾固精。中医认为脾为后天之本，人体五脏六腑的功能活动与脾胃功能密切相关，如脾肾虚损则正气虚弱，以致卫外之气无从以生，从而容易引致肿瘤产生，正所谓"邪之所凑，其气必虚"。明代张景岳明确指出："脾肾不足及虚弱失调之人，多有积聚之病。"这一观念与现代医学认为癌症的发生是由于机体增龄相关性免疫功能减退的观点有相同之处。中医有"有胃气则生，无胃气则死"的观念，认为只有脾胃中土健运，生化之源不竭，人体营养充沛，才能对抗邪毒的侵害。正如《医学心语》指出："更有虚人患积者，必先补其虚，理其脾，增其饮食，然后用药攻其积，斯为善治"。

近年来有研究结果表明，恶性肿瘤患者大多有脾虚气亏或肾虚等症，其细胞免疫功能较正常人低，通过中药健脾补肾，或重点以健脾益气，或重点以补肾固精，均能提高患者机体的免疫功能和调整内分泌失调状态，使"卫气"得以恢复，抗癌能力增强，有利于病体的康复。如补气健脾的人参粥、党参粥、黄芪粥等，可以促进单核巨噬细胞系统的吞噬功能，增加白细胞数，促进白细胞的吞噬功能，诱生干扰素，能激活和增强人体免疫系统，从而发挥其抗肿瘤作用。

在原始社会中，人们在寻找食物的过程中发现了各种食物和药物的性味和功效，认识到许多食物可以药用，许多药物也可以食用，两者之间很难严格区分，这就是药食同源理论的基础。隋代的《黄帝内经太素》一书中写道："空腹食之为食物，患者食之为药物。"中国千年来的生活体验，已经将食物及医药融成一体，演化出药食同源之文化。

在人们的日常生活中，有些中药既是药品又是食品，做成粥食用，既可以养生，又可以防治疾病。有些粥品具有不同程度、不同机制的防治肿瘤功能。如大枣粥中的大枣有天然维生素丸之称，尤其以维生素C含量最为丰富，具有健脾开胃、促进代谢、保护肝脏和增强免疫的作用。有研究发现大枣中含有山楂酚，此种物质有很强的抑制癌细胞的作用，还含有二磷酸腺苷，能使异常增殖的细胞趋于正常，对防止癌细胞的生成有重要作用。红薯粥含有丰富的淀粉，膳食纤维，胡萝卜素，维生素A、维生素B、维生素C、维生素E，以及钾、铁、铜、硒、钙等10余种微量元素和亚油酸等，红薯中有一种活性物质去雄酮，它能有效地抑制结肠癌和乳腺癌的发生。癌症患者食用枸杞粥，其巨噬细胞吞噬力及T淋巴细胞转化率都显著提高，呈现出有效的抗癌作用。萝卜中的木质素能提高巨噬细胞吞噬力，同时含有的酶能分解致癌物质亚硝胺。黑木耳中含有一种多糖体，可以有效地提高人体的免疫力来抗癌。香菇中所含的香菇多糖能诱导产生干扰素的物质，刺激体内网状内皮系统以提高机体的免疫功能，已广泛应用于临床治疗消化道肿瘤（如食管癌、胃癌）和乳腺癌等。灵芝滋补强壮、益气补血，适宜各种癌症患者，它可增强机体网状内皮系统的吞噬能力，提高机体的免疫功能，日本学者从灵芝中提取了4种多糖，认为其对癌细胞也有明显的抑制作用。海带、紫菜及裙带菜等海藻类粥都具有一定的抗癌作用，海藻类粥具有清热、软坚、散结、化痰的功用，适宜甲状腺癌、肺癌、乳腺癌、食管癌、贲门癌、子宫癌、恶性淋巴瘤等患者服食，以及各种肿瘤伴有淋巴结转移患者经常服食，这对抑制肿瘤生长、缩小肿块、缓解病情的发展有一定效果。百合中所含的秋水仙碱，能抑制癌细胞的增殖。芦笋中含有一种天冬酰胺酶的物质，它有较强的抗癌作用，还有抗白血病的作用。花菜等甘蓝类蔬菜中含有多种吲哚类衍生物，这些物质能增强机体对致癌物质苯并芘和甲基苯蒽的抵抗能力，因而具有抗癌功效。菱角对抑制癌细胞的变性及组织增生均有效果，可用菱角同粳米煮粥食用，也可用菱角加薏苡仁一同煮粥，适宜食管癌、胃癌、直肠癌、幽门癌、宫颈癌、乳腺癌等患者经常食用。

　　以手术、放疗、化疗为主的现代医学治癌方法均会导致患者出现不同程度的副作用，如出现体质虚弱和免疫功能失控等情况，在手术、放疗、化疗的治疗前，治疗中，治疗后服用食疗粥，可以改善患者食欲，增强体力，改善睡眠，减轻放疗、化疗的副作用，提高患者生存质量，延长患者生存期。

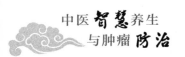

第十一节　寿文化养生与肿瘤预防

　　寿文化是中国国学的重要组成部分，《诗经》《老子》等古典文献中对其有极其精辟的论述。人类早期，由于抵御自然灾害的能力差，生存时间短，为了生存和繁衍发展，他们借助祭神、祀祖、祈福等方式修炼，以求生命的长久或者永恒。《太平经》云："登顶而灵，登顶而寿。"这是我国寿文化发展的萌芽。经过几千年的发展，寿文化更加完善。随着生活条件的改善和医疗水平的提高，各地涌现出了众多的百岁老人和长寿之乡。

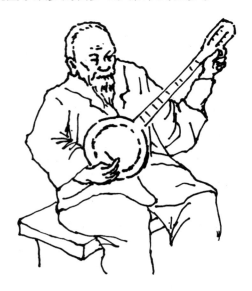

　　寿，乃五福之首，最易得也最难求。追求和祈盼长生不老、益寿延年的寿文化，广泛体现在文学、书法、绘画、装饰、饮食上，对生命本身最为真切的渴望贯穿于千百年的人类历史长河。

一、尊长敬老，祝寿有规

　　中国寿文化的重要内容是尊老、敬老，常体现在为寿星做寿上，做寿也成了寿文化的亮丽风景。寿文化中皇帝的生日称"圣寿节"，民间长者过生日叫寿诞；长寿宴上饮长寿酒，吃长寿面、寿桃和寿糕，尊重长者，孝敬和呵护老人，祝福老人长寿，是中国传统文化中极富人性、人情味的一个主题。60岁为花甲寿，70岁为古稀寿，80岁和90岁为耄耋寿，百岁为期颐寿（即上寿）。寿文化无处不在，中国寿文化的"磁场"引力巨大，所形成的伦理规范被中国人广泛认同，被视为高尚的道德律令。寿文化是一种传承的文化，更是一个民族的信仰，被赋予了关爱老年人、尊重老年人的特殊含义。在拜寿的同时，说一些"祝健康长寿"的吉利话，拜毕，上寿筵，同饮庆贺，吃长寿面，观看戏班唱戏。在寿文化环境中，老人身心愉快，更容易长寿。

二、寿者循道，仁德为先

大多数长寿者具有良好心态，乐观开朗，待人待事都常怀一颗豁达之心，凡事看得开、想得开；热爱劳动，喜欢运动；生活起居有规律，坚持早睡早起；家庭和睦，与子孙关系融洽，邻里团结，乐善好施，深受尊重和爱戴；居住环境好，无污染，空气新鲜，饮水洁净；无不良习惯，少喝酒，不吸烟，大量饮茶；饮食以五谷杂粮为主，七成饱，不偏食，不暴食。

长寿者不仅具备仁德之性，像山一样崇高、伟大、宁静，有涵养，胸怀广阔，淡泊名利，还能给周围的人带来积极影响。不违背自然规律生活，营造人与人相亲相爱的健康的社会环境，这是他们健康长寿的重要原因。"仁德者寿"已为孔子和无数长寿老人的实践所证实，在生活中可以看到，长寿老人几乎个个淡泊名利、乐于助人、择善而为、慈祥善良，因而精神爽朗，邪气难侵，健康长寿。相关研究显示，凡是和他人和睦相处的人，尽管其终年辛勤劳作、素衣粗食，但往往健康长寿；反之，心怀恶意、损人利己，和他人相处不融洽的人，经常处于患得患失、局促忧愁的心理状态，难得心理平衡与安宁，死亡率比其他人高出1.5倍。

三、防衰抗癌，长寿之道

延缓衰老是预防肿瘤的重要途径。衰老是生命体生长的自然规律，任何人都无法逆转。衰老带给机体最大的问题是免疫系统机能的全面下降，年龄大小与肿瘤发病密切相关，年龄愈大，肿瘤的发病率愈高。张景岳指出"少年少见此症，而惟中衰耗伤者多有之"，说明年龄因素在肿瘤发病中的意义。2018年国家癌症中心发布了最新一期的全国癌症统计数据，显示我国各地区肿瘤分年龄段发病率，0~30岁组恶性肿瘤发病率均较低，30岁以上人群发病率快速增高，80岁组达到高峰，之后有所下降。中医认为，年龄愈大，其"肾气"愈衰弱，肾藏精的功能愈衰退，逐渐出现衰老现象，这时机体脏腑功能活动最易失衡，防御功能也减弱，机体免疫功能也减退，此时加上致癌因素，最易发生癌症。可见，延缓衰老是抗肿瘤的重要途径。

肿瘤是一种代谢疾病，与衰老密切相关，控制饮食是预防衰老及肿瘤的重要途径。研究表明，控制饮食可以促进肿瘤细胞自噬，自噬可以抑制活性氧（Reactive Oxygen Species，ROS）产生，维持基因稳定从而具有抑制肿瘤生成的作用。身体质量指数及腹部脂肪增加与癌症风险上升有关，腰围越小，其癌症死亡率越低，验证了食不过饱的重要性。增加的糖酵解可能被癌细胞用于大分子生物合成，控制饮食后去乙酰化酶Sirtuin-3（Sirt3，一个长寿基因）的激活有可能将细胞能量生产从糖酵解转向氧化磷酸化，从而抑制大分子生物合成途径，减缓肿瘤细胞增殖。

中医学认为，防治恶性肿瘤，当识天地阴阳五行。欲识天地造化之理，须从五常贯通源头根本也。五常，仁、义、礼、智、信。"寿"，在五行中属金，义字当头；通过培育合理之"义"，满足"寿"的需求。诊治恶性肿瘤，不仅仅局限于从理、法、方、药等方面治已病，更强调稳稳地站在一个坚实的制高点上领悟治未病的精神，紧扣"心神"两字来预防恶性肿瘤。这个坚实的制高点，就是我国优秀传统文化之一——寿文化，修好"义"的品质。尽管中国寿文化建设的实施措施多种多样，但均围绕"心神"两字做文章，目的在于协调火与金的关系。心属火，为君主之官；心主神。心神三魂七魄得以净化，身心宁静，机体正气存内，就可以合理制约好"义"，得以天人合一，心不动则五脏六腑不摇，有效预防癌病，延缓衰老，尽享天年，度百岁而去。

第十二节　中药文化养生与肿瘤防治

中药文化是中华民族优秀文化的重要组成部分，是中华民族5 000多年来同疾病作斗争的经验结晶。远古的时候，人类吃野草、野果、动物，喝生水，所以常常生病、中毒或受伤。在偶然地服用植物而得到缓解后，逐渐形成经验，依靠师承口授、文字记录，形成《神农本草经》。《神农本草经》是我国现存最早的中草药学经典之作，全书分三卷，载药365种。经过历朝历代的医药知识积累，明代李时珍著《本草纲目》，此书载药1 892种，附方11 000多个。中药不仅融入了我国百姓的日常生活中，还形成了多部博大精深的中药文化经典。我国目前肿瘤的发病率逐渐上升，肿瘤已经成为我国居民主要死因之一，中药文化养生成为我国居民防治肿瘤的重要手段。

一、中药养生，源远流长

古代帝王追求养生、长生不老的意愿强烈。秦始皇曾派徐福入海寻求仙药，魏晋时期帝王流行服用"五石散"和"仙丹"等养生。清代是养生学发展的鼎盛时期，在御膳方面表现得非常突出。清代皇帝中寿命较高的康熙皇帝（69岁）、乾隆皇帝（89岁），对养生都有一定的见解。

历代名人雅士也非常注重养生。唐宋八大家之一的苏辙，年少时体弱多病，服了许多药物也未能根除，直到苏辙过了而立之年，他学习养生之道，练习导引术，经常服用茯苓，一年之后，多年的疾病竟然消失得无影无踪。此后，他便专心研究药物养生，并写了《服茯苓赋（并引）》一文，文中写道：服茯苓可以固形养气，延年而却老者，久服能安魂魄而定心志，颜如处子，神清气定。同时，在我国四大名著之一《红楼梦》中涉及医学描述多达291处，记录了13个完整的医案。中药养生更是融入我国老百姓的日常生活中，例如：冬至进补。

二、正虚邪实，扶正祛邪

祖国医学认为肿瘤发生的病机是正虚邪实，扶正祛邪是祖国医学防治肿瘤的鲜明特点。明代张景岳在《景岳全书》中说："脾胃不足及虚弱失调之人，多有积聚之病。"提示脏腑虚亏、脏腑功能失调、气血紊乱是产生肿瘤的内在因素，也是主要因素。

研究发现，许多扶正培本的中药最突出的特色就是提高患者免疫功能，激活和增强人体免疫系统的抗肿瘤机制，如补气健脾的人参、白术、党参、黄芪等，可以促进单核巨噬细胞系统的吞噬功能，增加白细胞数，促进白细胞的吞噬功能，诱生干扰素。白术可刺激小鼠抗体的产生，并使T细胞增殖反应明显增强，同时对B细胞免疫功能也有增强作用；枸杞和白术能使T_H细胞数明显增加，提高T_H/T_S比值，纠正T细胞亚群分布紊乱状态，可使低下的IL-2水平显著提升，并能增加T淋巴细胞表面IL-2R的表达；女贞子所含的齐墩果酸，具有促进淋巴细胞增殖和动物巨噬细胞吞噬功能、延迟超敏反应的效应，并与IL-2有协同作用；肉桂、仙茅等温补肾阳药物，具有促进抗体提前形成的作用；鹿茸、菟丝子可促进淋巴细胞的转化；玄参、麦冬、生地等可调整阴虚动物脾脏的核酸代谢紊乱，调整免疫功能；玄参、天冬、沙参、麦冬、五味子、生地、枸杞、酸枣仁等被称为"免疫激发剂"，可激发T细胞、B细胞转化；冬虫夏草可增强肝脾巨噬细胞的活性，促进脾脏DNA合成及脾淋巴细胞的增殖，提高自然杀伤细胞（NK细胞）活性，抑癌抗癌，抑制器官移植排斥反应。补益类方药人参养荣汤为治疗气血两虚的方剂，可通过激活NK细胞、T细胞等细胞性免疫功能，改善机体防御机制，发挥抗癌作用，并能减轻放疗、化疗引起的不良反应。

祛邪中草药软坚散结、活血化瘀、化痰祛湿，有直接抑瘤、提高抗肿瘤免疫等功效，起到治疗肿瘤的作用。祛邪中草药、清热解毒药抗肿瘤的生物学基础包括直接抑制肿瘤的作用，调节机体免疫功能，抗炎解毒，调节内分泌功能，阻断致癌作用。许多清热解毒抗肿瘤药物对机体免疫功能产生较大影响，其中能增强机体非特异性免疫功能的清热解毒药物有肿节风、白花蛇舌草、紫草、栀子、鱼腥草、金银花、大青叶、野菊花、黄连、黄芩、穿心莲、白英、夏枯草、青黛等；能增强机体细胞免疫功能的清热解毒药物有山豆根、青黛、紫花地丁、蒲公英等；能增强机体体液免疫功能的清热解毒药物有金银花、黄柏和蜀羊泉等。有些清热解毒药物具有广谱抗癌作用，如白花蛇舌草对急性淋巴细胞型、粒细胞型、单核细胞型及慢性粒细胞型的白血病有较强的抑制作用，其水煎液对小鼠子宫颈癌、小鼠肉瘤、艾氏腹水癌均有抑制作用，能使网状内皮系统显著增生，网状细胞增生肥大，胞浆丰富，吞噬活跃及增强白细胞的吞噬功能，使机体在免疫过程中防御机能显著增强，调动机体内在因素，减轻内毒素引起的中毒症，从而达到祛邪扶正之目的。在历代医家及民间流传许多治疗肿瘤的方法及药物中，有不少是以攻毒为目的，实验研究证明，这些药物大多对肿瘤细胞有直接的细胞毒素作用。小柴胡汤能增强肿瘤患者的巨噬细胞、K细胞和NK细胞的杀伤功能，促进体内细胞产生干扰素和白介素。

临床与试验研究证明，中药延缓肿瘤发展或抑制肿瘤，主要是通过提高机体的功能状况，改善免疫功能。调节机体免疫功能状态，使机体的抗肿瘤免疫功能得以加强。

三、全程参与，提高疗效

肿瘤的中西医结合治疗，能起到取长补短、相互提携的作用，使临床治疗效果明显提高。原因在于用中西医结合治疗，在祛除病灶的同时，还可改变内环境，一方面遏制细胞的无限分裂，另一方面解除细胞的分化受阻，这是控制癌症发展，防止其复发的关键。中药全程参与，对肿瘤的预防和治疗有着重要作用。

肿瘤的外科治疗配合中医中药，可以调节患者的阴阳气血和脏腑功能，尽量使患者恢复或接近"阴平阳秘"状态，以提高患者的体质，提高手术成功率和增强手术效果，减少并发症及继发症。如手术后出现低热，盗汗，食欲减退，乏力等气血虚弱、血虚生热等症状，可用四君子汤、八珍汤、十全大补汤辨证加减治疗；术后并发炎症、发热，给予清热解毒治疗；术后消化功能障碍，可用健脾理气等中药治疗。总之，同时运用中药可以使患者尽早恢复生气，为进一步综合治疗创造条件。

肿瘤的放射治疗配合中医中药，可以减轻主要病灶的疼痛；可以减轻放射治疗的不良反应，如骨髓、器官的损伤，口腔黏膜红肿、干燥、溃疡；可以改善放射治疗的后遗症；防止肿瘤转移和复发；可以改善患者整体体质，保护正常组织器官的功能。在实际操作中，常常用养阴生津清热中药治疗放射治疗过程中常出现的口腔炎、咽炎；用以清热解毒为主，辅以活血化瘀理气中药治疗放射治疗过程中常出现的放射性食管炎；放射治疗过程中常出现放射性肺炎，表现为咳嗽、气急、咳白色泡沫样痰，可用紫菀、款冬花、麻黄、杏仁、茯苓、法半夏、甘草等止咳，祛痰，平喘之药治疗；干咳少痰、肺热伤阴者，可给予南北沙参、天冬、麦冬、百部、百合等养阴润肺药治疗。

肿瘤的化学治疗配合中医中药,可以在化学治疗前,改善患者整体体质;可以在放疗后补充治疗,减轻化疗各阶段的副反应。对化疗后出现的全身反应,表现为头昏、乏力、汗多、食欲减退、精神差、睡眠不安、多噩梦、易惊醒等症状,可用四君子汤、四物汤、补中益气汤、八珍汤、十全大补汤、六味地黄汤等辨证加减治疗;对出现的骨髓抑制,如白细胞减少,临床表现为气虚为多,患者出现头昏、乏力、易出汗等症状,可用人参、黄芪、麦冬、五味子、黄精、山药,必要时加用滋补肝肾药女贞子、枸杞、菟丝子、补骨脂等治疗;对血小板减少,一般表现为气血两亏、气不摄血、血虚生热、血热妄动引起出血等,以生黄芪、仙鹤草、生地黄、玄参、大枣、鸡血藤、女贞子、龟等补气摄血,凉血,止血等药物治疗。

四、药食同源,日常食疗

不少中药既是药物又是食物,既同时具有食用价值和营养作用,又可治疗疾病或具有养生保健作用,此即中医的"药食同源"。"医学之父"希波克拉底有一句名言:"你的饮食方式就是你最好的医生。"药食同源是防治肿瘤的重要方法。目前发现的能够预防肿瘤的常见食品有以下几种。

(1)大蒜:有实验表明,食大蒜的小鼠结肠癌的发病率仅为对照组的1/3。大蒜中还含有脂溶性的挥发油,可以激活巨噬细胞,增强吞噬作用,这种挥发油还能减少具有致癌作用的亚硝酸盐在体内的量,对防止胃癌的发生有着重要意义。另外,大蒜还含有较多的微量元素硒,硒是公认的抗癌的诱发剂之一,可以抑制癌的发生和发展。

(2)黑木耳:黑木耳含有一种多糖体,具有一定的抗癌活性,通过提高人体的免疫力来抗癌。黑木耳适宜各种癌症患者及放疗、化疗或术后体质衰弱,贫血,白细胞下降者食用。

(3)白木耳:白木耳能促进机体淋巴细胞的转化,提高免疫功能。白木耳的抗肿瘤多糖对癌细胞有一定的抑制作用,各种癌症患者及化疗、放疗之后体虚者,尤为适宜食用白木耳。

(4)大枣:大枣中含有山楂酚,此物质有很强的抑制癌细胞的作用。大枣中还含有二磷酸腺苷,能使异常增殖的细胞趋于正常,对防止癌细胞的生成有重要作用。

(5)茶叶:茶是抗癌佳品,有机抗癌物质主要有茶多酚、茶碱、维生素C

和维生素E等，其中茶多酚能有效地阻止恶性肿瘤的扩散，能改变正常细胞表面的受体特性，使之不能与致癌物结合，从而保护正常细胞不致癌变。无机抗癌元素主要有锌、硒、钼、锗、锰等。我国对145种茶叶阻断亚硝基致癌物能力的筛查发现，绿茶和乌龙茶在阻断亚硝胺生成的效应上作用显著。茶叶抗癌作用也是茶叶各种抗癌元素综合协调的结果。

其他可以预防肿瘤的食品有菜豆、黄豆芽、花菜、芦笋、山楂、菱角、枸杞、红薯、海带、紫菜、裙带菜、香菇、灵芝、白茯苓、核桃、芡实、何首乌、鱼鳔、泥鳅等。

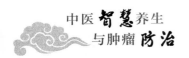
第十三节　德文化养生与肿瘤预防

中华五千年灿烂的文化，可以被概括为德文化。中华德文化追根溯源，由德圣舜帝所开创，提倡"以孝悌和睦家庭，以驯予和善天下苍生，以礼仪邦交和谐原始氏族社会"，被《史记》赞为"天下明德，皆自虞帝始"。老子的《道德经》，认为道与德相通，只有修道的人，才能有德，只有德者，才能掌握道。德文化在中国农牧经济时期形成并逐渐走向成熟，以"格物、致知、诚心、正意、修身、齐家、治国、平天下"来达到建立和谐社会的目的。

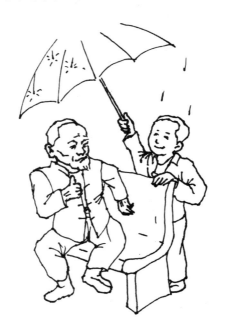

一、德可延年，养生之本

明代养生家吕坤说："仁者可寿，德可延年，养德尤养生之第一要义。"明确提出要把道德修养、品德仁爱作为养生的最高准则。明代医学家孙志供认为"德为福寿之本"。东晋著名养生家葛洪指出："若德行不修，但多方术，皆不得长生也。"这些论述阐明了养生与养德、品德修养与身体健康的辩证关系，颇含哲理。人的健康不仅与锻炼、饮食、生活环境、卫生条件有关，而且与个人的品德修养有密切关系，德是养生之根基，《大学·第十章》有"德者，本也；财者，末也"之说。把人比作一棵大树，认为德就是树之根，是做人的根本，而把财富看作树的枝梢，根深才能叶茂。于人而言，只有品德高尚的人才能奠定自身为人的根基，得到社会的认可、世人的尊敬，形成一个良好的社会环境，从而健康长寿。一般来说，道德高尚的人，品质优良，行为端正，宁静处世，淡泊名利，常为别人着想，不巧取豪夺，于他人于社会有益无害，因而受到认同和赞誉，还有益于自我心理健康。而道德低下的人，胡作非为，恐惧焦虑，食不香，睡不安，常常引起大脑皮质功能失调，逐渐酿成疾病。贪官之所以命短，就在于其道德已堕落到最低端，即使再好的饮食调养、保养也无法起到应有的作用。因此，德寿一体，德高寿长。

二、德仁兼修，真气从之

大德者长寿。《礼记·中庸》："故大德……必得其寿。"明确指出德与寿、德与仁的关系。董仲舒在《春秋繁露·循天之道》中解释说："故仁人所以多寿者，外无贪而内清静，心和平而不失中正，取天地之美以养其身，是其且多且治。"认为仁者心地坦然平和，所以能够长寿，已开始从养生学的角度诠释"仁者寿"这一概念。孟子提出"养浩然之气"的观点，认为"欲养其气，先持其正"。

道家也把修德作为养生的重要前提。唐代兼摄道、儒、释三家的名医孙思邈指出："德行不克，纵服玉液金丹，未能延寿。"认为如果没有德行修养，哪怕服用当时认为最为珍贵的灵丹妙药也不可能长寿。其后明代高濂在《遵生八笺》里说："君子心悟躬行，则养德养生兼得之矣。"指出养德的同时也是养生。龚廷贤在《寿世保元》中说："积善有功，常存阴德，可以延年。"指出良好的道德情操能使人健康长寿。由上可知，不同时代对养生的认识和养生的方法虽然有所不同，但养生的本质却始终如一，那就是养护生命、益寿延年。

大德必有大道。要有正能量，有了正能量，就能化解负能量，从而改变物体的疾、病、害等状态。当人心长期处于负面情绪中，比如生气、怨恨、委屈、愤怒、悲伤、痛苦等，这些负面意识产生负能量，长期汇聚凝结，轻者越来越沉重、郁结；重者堵塞经络，影响脏器功能，造成疾病状态，是肿瘤发病之基。养德是去除人心负面意识的最好方法，有德即有道，心通百脉皆通，正气存内邪不可干。葛洪在《抱朴子》中强调："欲求仙者，要当以忠孝和顺仁信为本。若德行不修，但务方术，皆不得长生也。"其指出德行修养比神仙方术这些具体修行方法地位还要重要，应把道德养生作为第一养生方式。

三、医者崇德，福荫及己

中国历代医家皆崇尚医德，以"医乃仁术"为行医宗旨。如唐代名医孙思邈于《大医精诚》一文中指出："凡大医治病，必当安神定志，无欲无求，先发大慈恻隐之心，誓愿普救含灵之苦。"孙思邈对此是身体力行的。他作为道德楷模，高山仰止，称得上是旷世仁者。他享年101岁，与他一生行医为善修德是不无关系的。

美国著名心血管专家威廉斯博士从1958年开始对225名医科大学学生进行跟踪观察，25年后，发现其中有敌视情绪或性格较强的人，死亡率高达14%，而性格随和的人死亡率仅为2.5%，心脏病患者中敌视情绪强的人竟是随和的人的5倍。医学研究表明，一个有道德修养的人，正直、纯朴、友善、厚道、胸怀坦荡、志存高远，不被私利羁绊，不被物欲左右，不被美色挑逗，心态平衡，情绪稳定……良好的精神状态，可使脏腑各器官"同舟共济"，功能得到充分的发挥，从而增强机体的免疫力和对疾病的抵抗力，促进身体健康。研究表明，72%的恶性肿瘤患者发病前有过情绪危机，焦虑、紧张、发怒、恐惧等过度消极情绪，对免疫系统中的众多环节起着抑制作用，与肿瘤发病关系密切。因此，在当今纷繁的世界中，我们更要借鉴中华养生文化，以德修身，常存安静心，常存正觉心，常存欢喜心，常存良善心，常存和悦心，常存安乐心，皆得所愿。

综上所述，有效施行德文化养生，可以激发免疫系统活力，增强免疫力，对预防与治疗恶性肿瘤大有裨益。德文化养生，就是培养顺应自然、社会、人类客观规律去做事的情操与执行力，让人朝着乐观、开朗、愉悦、自信、勇敢、坚毅向上的精神境界发展，从而激励机体免疫系统，增强免疫力，极大限度地降低恶性肿瘤发生的概率。

第十四节 房室文化养生与肿瘤预防

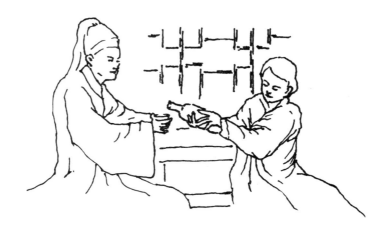

　　中医学房室文化养生有着悠久的历史，在促进健康长寿方面形成了独特的理念和方法，也积累了丰富的经验。我国房室文化养生肇始于上古，发展于秦汉，兴盛于晋唐，衰落于宋元，隐没于明清。房室文化养生随着古代文化的产生、演变而发生、发展，是传统文化里的硕果，也是一门研究性心理、性生理、性病理、性技巧、性保健和性医疗的科学。早在2 000多年前，《黄帝内经》就提出"七损八益"房室文化养生理论，《天下至道谈》提出了"七损""八益"房室文化养生的具体内容，指出在房室文化养生方面，若能做到八种有益健康的房室，去除七种不利于健康的房室，则会阴阳气血调和而长寿；如不能做到，则会过早衰亡。元朝李鹏飞在《三元参赞延寿书》中指出：①欲不可绝，不可戒绝。戒绝则阴阳不交而生病。②欲不可强。过度疲劳勿强行房，患病之后勿强同床，意欲不合勿强入房。③欲不可纵。纵欲耗伤肾精，是发生疾病、早衰损寿的原因之一。④欲有所避。避"醉以入房"，避七情太过行房，避患病行房，避饱食行房，避气候恶劣行房，明确提出了房室活动的禁忌原则，至今仍具有指导作用。《孟子·告子上》说："食色，性也。"性是人的自然本能，性需求和食欲一样是每个人都应该获得满足的最基本要求。研究表明，即使到了70~90岁，80%~90%的人仍然有性的需求。据国外资料报道，结婚的人比独居的人平均寿命要长，保持性行为超过60年的人能增寿8~10年。

一、七损有害，避之有时

"七损"是指对人体健康造成危害的7种有关房室的行为，主要为闭、泄、竭、勿、烦、绝、费。

（1）闭：①精道不通。由于气滞血瘀痰浊阻滞，虽有精但无法排出来。②由于房室太过，或者素体肾精亏虚导致无精可泻。③各种原因导致的女性性欲低下，厌恶房室。这3种情况称为闭，在这3种情形下进行房室活动有损男女双方健康。

（2）泄：是指房室活动时大汗淋漓，出现阳气外泄，这对人的健康不利。之所以房室活动大汗淋漓，是因为本身有气虚固摄功能减退的情况，在这种情况下进行房室活动有损健康，不宜提倡，特别是老年人易虚脱，严重者会导致死亡。

（3）竭：是指房室活动不加节制，纵欲过度、过于频繁，引起精液枯竭。纵欲过度、房室过于频繁易导致早衰和诱发疾病。

（4）勿：指的是勃起障碍，导致房室活动无法正常进行。主要是纵欲过度、房室心态不佳造成的。

（5）烦：是指男女进行房室活动时，心烦气躁。烦，容易造成夫妻的房室不和谐，故一般心情郁闷、愤怒的时候是要禁行房室的。因为情绪闷躁、恼怒是肝气郁结或者肝火太盛的表现，此时行房室，会火上浇油，伤肝损脾。

（6）绝：是指在女方根本没有性冲动或性要求时，男方性情急躁，不善于等待，甚至态度粗暴，强行交合，这样的房室活动自然极不协调，将会给女方带来很大的痛苦。

（7）费：指的是房室劳倦，具体表现为速度快，用力过猛，消耗过多的体力和精力，导致事后浑身乏力、精神不济等状态。

以上七种有损身体健康的房室活动应当避免，否则会出现精气短竭、精血耗绝、心烦躁郁等，可引起废损之病。

二、八益当遵，延年益寿

八益是指有益身体健康的，有关房室的八种行为，主要为治气、致沫、知时、蓄气、和沫、窃气、待盈、定倾。

（1）治气：是指房室活动之前应先练导引术，导气运行，使周身气血流畅。例如每天早晨，采取坐式，脊背挺直，收缩肛门等。

（2）致沫：是指舌下含津液，不时吞服，可滋补身体。又指致其阴液，亦为交合之所不可少者。

（3）知时：指的是在进行房室活动时要把握适宜的时间。清晨七点男女体内激素水平都处于一天的波峰，男女性欲的重合点在清晨六七点，加上男性有晨间勃起，而且经过一夜休息，清晨体力最好，身体各器官的灵敏度也最高，性反应也会更强烈，性爱质量会更理想，因此应重视早上的性生活。

（4）蓄气：蓄养精气。

（5）和沫：指的是调和津液，通过相互拥抱、亲吻，融合彼此的津液，在进行房室时要配合和谐。

（6）窃气：夫妻在进行房室时，性欲较高，善于调息，房室融合。

（7）待盈：是指交合之时留有余地，保持精气充盈，做到不伤元气。

（8）定倾：在进行房室时，不要恋欢不止，尽量将精液射出体外。

陆以湉《冷庐医话》中指出，行房忍精不泄而阻于中途，可致淋浊、便毒之疾，而患者常常不知其由，医家鲜能洞察病因，会使用药失宜而伤生殒命。历代医家李士材、叶天士等都有关于忍精不泄致疾的论述和医案，不盲从地创新见解，值得我们借鉴。

八益是与导引术相结合的两性交接方法，主要包括：导引精气，使阴液分泌，掌握适当时机，阴阳协调，积聚气血，保持精气充盈，防止阳痿等。夫妻性生活应做到八种有益的保持精气的导引行为，而避免七种有害的动作。如果做好八益，避免七损，可使壮年人抗衰延年，老年人亦可恢复健康。

三、病期慎欲，酒后不宜

患病期间，人体正气在全力以赴与邪气作斗争，若病中勉强过性生活，必然损伤正气，加重病情，导致不良后果。病后康复阶段，精虚气散，元气未复，急需静心休养，若反而行房耗精，使正气更难复原，轻者旧疾复发，重者甚至丧命。《千金要方·伤寒劳复》指出："病新瘥，未满百日，气力未平复，而以房室者，略无不死……近者有一士大夫，小得伤寒，差已十余日，能乘马行来，自谓平复，以房室，即小腹急痛，手足拘挛而死。"这突出说明了病后房室的严重危害性。现代医学证明，肿瘤、结核病、肝脏病、肾病等慢性病患者，房室过度可促使旧病复发或恶化。有些慢性病患者，也非一概不能行房室，但决不可多欲，一定要视病之轻重，适量掌握。凡病情较重、体质又弱者，应严格禁欲。

一些人习惯酒后行房室，认为酒后过性生活会"提高质量"。其实，乙醇是刺激性很强的物质，易引起性器官充血兴奋，少量饮酒可通利血脉、助阳、提神，对某些人可能有一定性兴奋作用，故有"酒是色媒人"之说。但大量饮用烈性酒后，容易引起阳气妄动，阳气失于控制，行房时不能自持，不但会使肾精耗散过多，还会引起性器官损伤，久则会导致男方阴茎勃起不坚或早泄，妨碍性生活和谐。古人反复告诫，"醉不可以接房，醉饱交接，小者面黯咳喘，大者伤绝脏脉损命"。现代医学认为，长期"醉以入房"，会使人体免疫系统的调节功能适应性减弱。

四、环境适宜，顺应天时

"人与天地相应"，自然界的剧烈变化能给人以很大的影响，在大风、大雨、雷电霹雳、大寒大暑、地震等恶劣环境下不可行房。这些气候环境超出了人体调节功能所能承受的限度，必然会破坏人体的阴阳平衡，使人心情恐惧，导致脏腑功能紊乱。此时若强行行房，必然会造成心理上的负担，损及身体，贻害无尽，故应避免在恶劣气候下进行房室活动。

清新、安逸、舒爽的环境，有助于和谐愉悦的性生活。有利于房室的环境，应是安静、少干扰、面积较小的房间，室内光线明暗适度，温度适宜，空气较为流通，卧具干净。周边环境也很重要，如行房时居处周围有噪声、惊吓声，或居处离公共场所很近，易引起双方心理上的负担，特别是突然出现的惊吓声，很容易引起女性性功能障碍，故环境不良时勿行房。

五、频率适宜，节欲保精

关于房室频率，《素女经》曰："人年二十者，四日一泄；年卅者，八日一泄；年四十者，十六日一泄；年五十者，二十一日一泄；年六十者，毕，闭精勿复泄也。若体力犹壮者，一月一泄。凡人气力，自相有强盛过人，亦不可抑忍。久而不泄，至生痈疽。若年过六十，而有数旬不得交换，意中平平者，可闭精勿泄也。"指出人有强弱之分，年龄有老少之别，各自应当随着气力，不要逞强图痛快，逞强图痛快就会有所损伤，因此男子六十岁就要考虑闭精，不再泄精，如果体力还健壮，一月一泄，如果年过六十而有好几十天不交合，性欲平淡的，可闭精不再泄精。关于房室频率，民间还有一种说法："二更更，三冥冥，四数钱，五烧香，六拜年"，这些规劝节欲的俗谚是有一定养生健身的道理的。

老年人或者体质虚弱者要有所避忌或"远房帏，绝嗜欲"，贵在根据体质状况量力而行，适度则止。房室无度，恣情纵欲，不仅可产生倦怠神疲、心悸头昏等症状，而且可引起神经衰弱及性功能障碍等疾病。因房室过度而致肾亏，使肾精不足，可见腰膝酸软、头晕耳鸣、健忘乏力、面色晦暗、思维迟钝、小便频数等症状。总之，节制性欲，房室适度，可以概括为3个优点：①为提高房室质量奠定了基础。②能有效地推迟性机能衰退。③使人保持旺盛的精力和体力，避免因纵欲而出现精神萎靡、生活空虚等"精神疲劳"现象及产生某些疾病。

现代医学也肯定了房室文化养生的重要性。发现和谐的正常的性生活有以下优点：①协调体内的各种生理机能，促进性激素的正常分泌。②精液在保持妇女体内荷尔蒙的完全平衡上起着关键的作用，降低乳腺癌的发病率。③精液中的胞质素可渗入细菌的细胞中抑制其RNA的合成，消灭葡萄球菌、链球菌等多种微生物，从而预防和治疗妇科疾病。同样不健康的性生活对人健康有害：①频繁的性生活耗竭机体血清蛋白酶、溶体酶、转铁蛋白、白蛋白、淀粉酶、抗糜蛋白酶等人体所必需的物质，日久必然损伤身体。②频繁的性生活可造成内分泌功能的紊乱。③频繁的性生活还能使人体免疫系统的调节功能受到影响而减弱。可见，房室文化养生是有科学依据的。自觉应用房室文化养生理论，掌握房室文化养生方法，对于提高生活质量、预防疾病、促进双方的身心健康，乃至延年益寿都具有积极的意义。

综上所述，房室文化养生主要包括避免有损身体健康的房室活动、保证有益于身心健康的性生活、病期与酒后戒欲、顺应天时与讲究环境同房、节欲保精等方面。一般来说，不管何种恶性肿瘤，已经明确诊断，在没有进行任何治疗之前，或者正处于积极治疗的过程中，都应该停止性生活。长在泌尿生殖系统器官以外的恶性肿瘤，与性生活无直接的关系，经过有效的治疗后，在治疗后的2年恢复期间，也不宜进行性生活。治疗后2~5年的患者，如果没有出现复发的现象，健康状况恢复良好的话，可以适当恢复性生活。以每月1~2次为宜，切忌过多。治疗后5年，医学上常称5年生存率，表示肿瘤复发机会已显著降低，可以恢复正常频率的性生活。

癌症的形成，是人体正气虚衰严重的表现，正气亏虚是癌症发生的基础。在癌症的形成过程中，正气有抗癌、固癌的功效。房室文化养生，可以达到养护精、气、神的目的。换言之，就是培养机体正气，以期正气存内，癌不可干。

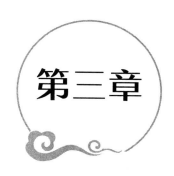

第三章

中医养生方法与
肿瘤防治

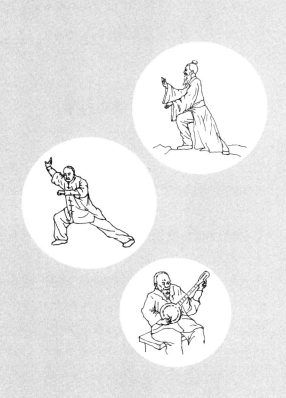

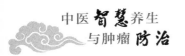

第一节　中医时序养生与肿瘤防治

　　《道德经》说："人法地，地法天，天法道，道法自然。"在早期比较朴素的养生观念中，老子指出自然界才是生命的根本，人的生命活动需要遵从自然的变化规律。只有做到了效法自然，顺应时序，才能使身体处于良性的循环之中，从而保持身体的健康，这就是时序养生，是中医养生防病的重要内容。

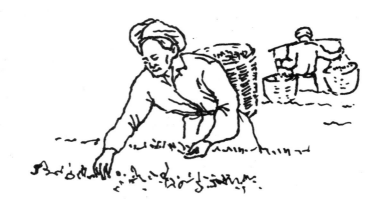

一、天人相应，顺应时序

　　"人与天地相参也，与日月相应也""天食人以五气，地食人以五味"，指出人与天地、日月相参相应，依靠天地赋予的五气、五味得以存活，因此人机体的生理病理，疾病的发生、发展与转归，与天地间时间变化、昼夜变化、季节变化等密切相关。

　　生物钟节律紊乱可导致代谢系统紊乱。Kettner的研究表明，昼夜节律紊乱能够导致小鼠体内发生瘦素抵抗，出现生理机能紊乱，从而导致肥胖和代谢综合征。同时，多项研究表明，肥胖与多种癌症的发生呈现高度的相关性，肥胖组织的细胞外基质在各类癌症进展中起着重要的作用，与许多脂肪相关的免疫、代谢和炎症的发生息息相关，还可以通过影响肿瘤在体内生存的微环境，促进恶性肿瘤的产生、发展与转移。机体正常功能的维持和微生物节律有关，通过对时序混乱小鼠或人群的肠道菌群分析发现，肠道菌群的节律性受到个体生物钟的调节，个体生物钟节律的紊乱将会改变肠道菌群构成，从而促进癌症的发生。已有研究表明，良好的肠道菌群与增强癌症免疫治疗有关、影响PD-1（程序性死亡受体1）免疫治疗肿瘤的疗效。Cui Ming等通过将实验小鼠置于不同的节律（黑暗/光亮）周期中研究昼夜节律对放疗的影响，使用高通量测序的方法比较其肠道菌群的组成，并对辐射暴露后不同群组小鼠的存活率、体重和食物摄入情况进行测量，发现异常光周期下小鼠肠道细菌的种类减少，菌群多样性及组成发生变化导致小鼠抗辐射能力下降。良好的肠道菌群能够增强全身抗肿瘤反应，对胃癌、结肠癌和胰腺癌等都有效果。

免疫功能的季节性变化也由松果体激素、褪黑激素介导。褪黑激素的生物合成受光周期的制约，在体内的含量呈昼夜性的节律改变，夜间褪黑激素分泌量比白天多5~10倍，清晨2：00到3：00达到峰值，夜间褪黑激素分泌水平直接影响睡眠的质量，褪黑激素分泌量也随季节光照周期的变化而变化。褪黑激素通过清除自由基、抗氧化和抑制脂质的过氧化反应，保护细胞结构，防止DNA损伤，降低体内过氧化物的含量。褪黑激素对黄樟素（一种通过释放自由基而损伤DNA的致癌物）引起DNA损伤的保护作用可达到99%，且呈剂量-反应关系。褪黑激素对外源性毒物（如百草枯）引起的过氧化物及产生的自由基所造成的组织损伤有明显的拮抗作用，能拮抗由精神因素（急性焦虑）所诱发的小鼠应激性免疫抑制效应，具有活化人体单核细胞、诱导其细胞毒性及IL-1分泌的功能。褪黑激素通过其他激素作用间接影响免疫功能，并直接作用于免疫系统的组成部分，影响肿瘤的发生和发展。

可见，遵循时序进行养生能促进健康，人体节律的紊乱则通过影响免疫系统、神经内分泌系统及代谢系统使各系统发生疾病，甚至是恶性肿瘤。

二、应时养生，以和自然

在中医时序养生方法上，《黄帝内经》在论述机体与自然、机体与疾病关系时首次提出了"因时之序"的思想。此外，还提出"春夏养阳，秋冬养阴"的四时调养的基本原则。李永平认为：日常生活中的作息要顺应自然界的昼夜晨昏和春夏秋冬的变化规律。春可发陈，宜晚睡早起；夏谓蕃秀，宜晚睡早起；秋日容平，宜早睡早起；冬为收藏，应早睡晚起，摄养精神。在饮食方面，不仅一天中饮食要定时、定量，还要根据一年四季的气候变化进行调配。四时食物的选择要注意食物寒、热、温、凉四性与脏腑的关系，选择时除了注意食物的性味外，还要根据身体状况、阴阳的偏盛，如此调配食物则更为合理。此外，人的精神活动也要顺应四时气候的变化，忌忧思、郁怒，调畅平和的心情对养生是大有裨益的，通过四时的调养，才能使精神内守，生气不竭，也才能防止疾病的发生。

运动也宜应四时之气而有所调整。春天肝气升发，新陈代谢加快，应配合以适当的运动，例如：散步、慢跑、健身操、导引、太极拳，帮助阳气顺应自然而生发。夏季属火，阳气正旺盛，人容易烦躁，易伤于暑湿之邪，应配合游泳、散步、慢跑等适宜夏天的运动，同时注意补充水分，切忌于烈日暴晒下进行剧烈运动。秋冬季节阳气渐收，阴气渐长，需坚持锻炼身体，但不应做剧烈运动而过分耗损阳气。

对普通人而言，需要按照四时的时序变化选择相关的养生举措，而已经患上恶性肿瘤的患者更是要根据不同季节的特点做出相应调整。现代医学对恶性肿瘤的研究认为，冬季来临，阴气渐盛，此时体内邪气渐强，加之脏腑机能衰退，无以抗邪，无以收藏，而使患者的病情恶化，甚至死亡。虚证为主的患者在夏季死亡率最高，夏季为万物生长之季，当人体正气虚损，特别是阳气虚衰时，阳气更易耗散，从而病情加重，导致死亡；虚证患者若能在夏季减少消耗，扶助正气，实证患者若能在秋、冬季节注意驱邪，兼顾扶正，则可减缓疾病的发展，提高生活质量，获得更久的生存时间。

三、因时守序，预防肿瘤

肿瘤发病与天地间时间变化、昼夜变化、季节变化等密切相关。针对时间节律相关的褪黑激素研究，在褪黑激素对H22肝癌小鼠免疫的调节作用方面，发现能提高荷瘤小鼠CD_{4+}、CD_{8+}的值，协同IL-2提高外周血淋巴细胞及嗜酸性粒细胞数量，增强脾NK细胞和淋巴因子激活的杀伤细胞（LAK细胞）活性，促进IL-2的诱生。褪黑激素具有抗氧化作用，能保护细胞免受致癌物质的影响，在治疗肺癌转移方面具有一定的正面作用。在褪黑激素对H22肝癌小鼠巨噬细胞功能的调节作用方面，注射后巨噬细胞的杀伤活性及IL-1的诱生水平明显提高，表明其对巨噬细胞的功能有选择性调节作用。褪黑激素对137Cs的γ射线（150cGy）所造成的人体外周淋巴细胞染色体损伤有明显的保护作用，且呈剂量-效应关系。褪黑激素对自由基产生的物理和化学致突变性和致癌性有拮抗作用，对丝裂霉素C引起的致突变性有保护作用，其能阻止化学致癌物（黄樟素）诱发的DNA加成物的形成，防止DNA损伤。褪黑激素对H22肝癌小鼠有抗肿瘤作用，经研究发现，其能抑制荷瘤小鼠的肿瘤生长，延长小鼠存活时间，与IL-2存在明显的协同性。褪黑激素通过骨髓T细胞促进内源性粒性白细胞/巨噬细胞积聚因子的产生，可用作肿瘤的辅助治疗。

Eckel-Mahan教授的研究小组在肝癌患者的组织内发现了一种功能失常的蛋白质，该蛋白质抑制了关键昼夜节律转录因子的表达，并阻断了肿瘤抑制因子正常执行其24小时的细胞功能。50%的肝脏肿瘤可以表达这种功能失常的蛋白质，并让这些细胞出现昼夜节律功能障碍，进而导致肿瘤抑制因子失调，最终引起肝癌的不可控性。当研究人员迫使肿瘤细胞重新表达这种奇特的蛋白质时，肿瘤细胞会死亡。根据全国肿瘤登记中心的资料分析，肺癌、淋巴瘤、白血病3种肿瘤罹患与季节的关联性包括：①和冬季出生的人相比，秋季出生的人，后天罹患肺癌、其他非小细胞肺癌的风险高。②和冬季出生的人相比，春季出生的人，罹患B细胞淋巴瘤风险低。北京地区肺癌、淋巴瘤、白血病这3种常见恶性肿瘤的罹患，与人的出生时间所属干支运气、季节具有一定的关联性，且以出生时间为依据推及其母体大致受孕时间，受孕初期运气特征呈现出一定的相似性，主要体现在受孕初期运气禀赋为火、木气偏盛的运气时段，后天罹患肿瘤风险降低；受孕初期运气禀赋为金、水的运气时段，后天罹患肿瘤风险增加，即人体先天阳气禀赋充足，后天罹患肿瘤的风险降低。这与《黄帝内经》从寒邪来认识肿瘤病因病机一致。一项关于北京33 025例患者的研究表明：冬季出生的人患肺癌和鳞状细胞癌的风险相对较低；夏季和秋季确诊乳腺癌的患者与春季确诊的患者相比，0~3年死亡率低40%，秋季诊断与辅助化疗的年轻患者生存率比较高。Danforth等分别测定了正常、乳腺癌患者和乳腺癌易患者的24小时血浆褪黑激素水平，结果显示正常妇女有昼夜节律；乳腺癌患者的白昼节律与原发瘤的甾体受体量明显相关，雌激素（ER）或黄体酮（PR）受体阳性者白天到夜晚的血浆褪黑激素均值显著低于ER或PR阴性肿瘤患者，并与原发瘤中ER或PR受体量呈明显负相关，表明褪黑激素与激素依赖性和人的乳腺癌有一定相关性。

综上所述，机体生物钟可以通过多条信号通路参与调控身体所有细胞的正常运转，并调节人体及动物体睡眠、新陈代谢和其他重要的身体功能，正常的生物钟对于阻止癌症的发病至关重要。不良的生活作息易导致身体内的生物钟功能紊乱，诱发肿瘤发病，因此，保持一个健康良好的生活作息对防治肿瘤至关重要。

第二节　中医情志养生与肿瘤防治

一、情志养生特点

怒、喜、忧、思、悲、恐、惊是人情志的七种不同表达，它是人体对外界客观事物刺激的不同反应，属正常的精神活动范围。正常的情绪表达是最自然不过的生理现象，它有利于维持我们正常的身心健康。

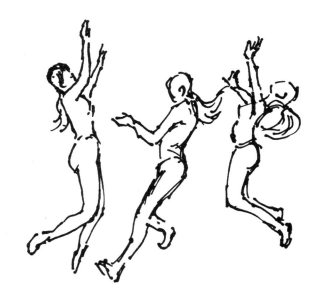

但当情志失于调节，情志表达会演变为不利于健康的因素。情志活动与脏腑气血阴阳有着密切的关系，情志活动与脏腑气机息息相关，某种情志表达过度会对脏腑的气机造成相应的伤害。怒气过盛则伤肺充血，暴喜则气血涣散，思虑太甚则弱脾胃。心平气和可平衡阴阳，调和六脉，祛病延年。正如《灵枢·本脏》所说："志意和则精神专直，魂魄不散，悔怒不起，五脏不受邪矣。"长期强烈的精神刺激，持久不懈的情志异常波动，一旦超过人体的生理调节范围，就会影响脏腑经络功能，导致机体气血阴阳失调或不足，给身体造成不良的影响。

情志异常变化导致体质改变，还与某些疾病的发生有着特定的关系。如：郁怒不解，情绪急躁的"木火质"，易患中风、眩晕等病证；忧愁日久，郁闷寡欢的"肝郁质"，易诱发癌症。早在1979年，美国学者就已经提出"癌症性格"的概念，癌症性格的人群通常由于无法正确地宣泄自己的负面情绪或者长期承受过大压力，从而处于一种抑郁、悲伤、消极的情绪状态。

二、情志养生要领

积极情绪对于肿瘤的防治意义重大。那么情志养生究竟应该如何实施？《素问·上古天真论》强调："精神内守，病安从来？"中医情志养生主张"和喜怒、去忧悲、节思虑、防惊恐"。在出现不良情绪时，具体可以通过以下方法进行相应的情绪调节。

1. 节制法

节制法就是要求我们调和、节制情感，防止七情过极，从而达到心理平衡的精神调摄方法。节制并不是要求我们完全放弃正常的情绪表达，而是需要掌握情绪表达的度。想要做到节制，得加强修养，豁达开朗，求其所能求，舍其所不能求，节制情欲，培养元气。

2. 疏泄法

疏泄法是指宣泄、发泄不良情绪，防止情感过度压抑，以恢复心理平衡的方法。如：痛痛快快地大哭一场，无拘无束地喊叫一阵，或者找朋友、亲属等人倾诉苦衷，以达到消除不良情绪的目的。另外，茶余饭后，闲庭信步，或低吟自己喜欢的诗词，或听自己喜欢的音乐，都可达到发泄烦懑、舒畅心情的目的。

3. 转移法

转移法是通过一定方式积极避开刺激源，减少对容易引起不良情绪的事物的注意力，找到使苦闷得以解脱的方法。具体的排遣方法，可以是兴趣爱好，如书法、画画、弹琴、旅游等，既可以陶冶性情，又可以振奋精神，调节心理。

总而言之，于养生者自身而言，需注重对"神"的调养，苏轼在《问养生》中提出养生需注重的两点："一曰和，二曰安。"所谓"和"，就是阴阳调和；"安"即为心境安定，心境要安定，先要心安，内心安宁，心态稳定，才能实现天、地、人的统一，保持身体的健康喜乐，达到保健的目的。

三、情志养生保健作用与肿瘤防治

1. 消极情绪，促癌致病

现代科学研究认为，不良情绪状态（如抑郁、焦虑、过度悲伤等），伴随的行为反应模式及由此产生的对免疫系统、神经激素和神经递质的影响，改变了人体内的儿茶酚胺、糖皮质激素等激素的分泌及影响了免疫细胞的正常功能，从而表现出有害的后果。如：增加心脑血管疾病的发病风险、减缓伤口愈合速度和增加创伤的感染风险及促进恶性肿瘤的发生。

美国流行病学的调查研究显示，心理情绪及社会事件与多种不同癌症的发病、进展及死亡率均有关联。如：在经历离婚、分居或配偶死亡而导致婚姻破裂后，人们患乳腺癌的风险明显增加了两倍。此外，来自美国东部和中西部3个州的调查研究数据表明，6年以上的慢性抑郁症持续状态将会增加患癌症的风险。同时，在极端压力和较低的社交支持度的共同作用下，乳腺癌发病率增加了9倍。一篇发表于*Journal of Clinical Investigation*杂志的研究文章表明，慢性压力过大所带来的抑郁和焦虑情绪会激活交感神经系统，促进乳腺癌干细胞特性的表达，从而促进乳腺癌细胞的生长与转移。

一般认为，情志与肿瘤进展之间的关系比情志与肿瘤发生率之间的关系更加密切。*Lancet Oncology*杂志上的一项调查表明，面对癌症诊断与治疗过程中带来的巨大痛苦，那些倾向于抑郁应对方式和沉溺于抑郁情绪（绝望、悲伤）的人，更有可能加速恶性肿瘤发展，相比之下，获得积极因素（如社会支持、乐观主义）的人则会获得较长的寿命。

2. 积极情绪，防治肿瘤

美国南佛罗里达大学的威斯利教授发现愉悦的心情可防治肿瘤。他的3个同窗好友同时患癌，一对夫妻选择愉快地环游世界，直至生命结束，结果居然自愈了；另一个物理学家詹姆斯接受正规治疗最终亡故，这让威斯利反思愉悦的心情是否真的有助于抗癌。

研究挑选了100个志愿者，分别对他们处于各种情绪状态下的心脏荷尔蒙分泌情况进行了跟踪采集，发现：人的情绪越高昂，心情越愉悦，心脏分泌的荷尔蒙就越充沛；反之，人处在痛苦、担忧、抑郁等消极情绪状态时，心脏几乎完全停止分泌这种激素物质。将从人体心脏分泌物中提取的四种荷尔蒙全部注入实验室培养的人体胰腺癌细胞中，可发现癌细胞的增长速度明显减慢。研究人员又将这四种荷尔蒙分别作用于胰腺癌细胞，发现单独使用效果更好，其中一种名叫缩氨酸荷尔蒙——血管舒张因子的心脏分泌物，可以在24小时内杀死95%的胰腺癌细胞，仅剩的5%的癌细胞，其DNA的合成速度似乎也因此受到影响，它们将不会再扩散出新的癌细胞。威斯利的实验小组几乎对所有恶性肿瘤细胞，包括前列腺肿瘤、卵巢肿瘤和大肠肿瘤等进行了反复的荷尔蒙灭癌细胞实验，发现心脏分泌的荷尔蒙通过直接杀死癌细胞和抑制癌细胞DNA合成及癌细胞的生长来发挥效力，而非加速癌细胞的自我解体。

另一项研究发现，大脑皮层良性刺激（快乐）会使得海马区分泌的脑源性神经营养因子（BDNF）增多，进而影响交感神经和脂肪组织等，达到抑制肿瘤的效果，而BDNF也被证实有促使肿瘤患者康复的积极效果。

希波克拉底早在公元前5世纪就说过，并不是医生治愈了疾病，而是人体自身战胜了疾病。只有保持心情愉悦，机体才有可能分泌救命的荷尔蒙，当这种荷尔蒙达到一定量和持续一定时间，才能杀灭体内的癌细胞或抑制它们的生长，从而实现不治自愈的生命奇迹。

第三节　中医饮食养生与肿瘤防治

一、中医饮食养生特点

在食物性能理论上，《黄帝内经》提出了"气味和而服之"，主要包括了四气与五味两个方面的内容。

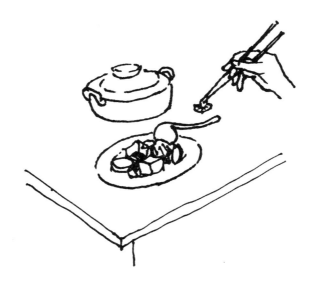

四气是指食物有寒、热、温、凉四种不同的特性。一般寒凉中药或者食物多具有清热、解毒、泻火、凉血、滋阴等作用，主治各种热证。温热食物多具温中、散寒、助阳、补火等作用，主治各种寒证。能够减轻或消除热证的食物，一般属于寒性或凉性，如：马齿苋、鱼腥草对于发热口渴，咽痛等热证有清热、解毒作用，表明这两种食物具有寒性。反之能够减轻或消除寒证的药物，一般属于温性或热性，如：小茴香、干姜对于腹中冷痛，脉沉无力等寒证有温中、散寒作用，表明这两种食物具有热性。

五味是指食物有辛、甘、酸、苦、咸五种不同的味道。辛味主散，能散、能行，主发散、行气、行血，辛味食物能刺激胃肠蠕动，增加消化液的分泌，还能促进血液循环和机体代谢，可祛风散寒、解表止痛；甘味主缓，主补益、和中、调和药性、缓和药性、缓急止痛、缓解毒性，吃甜食具有补养气血、调和脾胃、缓解疲劳及疼痛、解除毒素等作用；酸味主收，主收敛固阴、化阴、生津，酸味食品可促进食欲，有健脾开胃之功效，还有增强肝脏功能的作用，并能促进钙、磷等元素的吸收；苦味主坚，主通泄、降泄、清泄、苦温燥湿、苦寒利湿、泻火坚阴；咸味主软，主软坚散结、泻下，咸味食物有调节人体细胞和血液的渗透压平衡及正常的水钠钾代谢功能，有解除燥湿、清热解毒、泻火通便、益肾利尿及健胃等作用。

二、中医饮食养生要点

饮食要四气均衡，偏性可致脏腑损伤。凡是温性的，多有升散的属性，比如芫荽（香菜）性温，就是升散的食物。辛辣的食物如大葱、韭菜、大蒜、芥末、辣椒等也都是如此。又如虾蟹出于东海之滨，生发之气偏盛，对患有各种肿瘤的人来说就是典型的发物，应注意忌口。但如果是阳气升发不足的患者，或者身体邪气外闭肌表时，就一定要吃一些这类食物以帮助升发阳气、祛邪外出。再如北方的小麦性甘温，因为它是经冬的，所以性温偏阳，可以润肌肤、厚肠胃、温补阳气，适宜体质虚寒人群服用。凡是凉性的，多有沉降的属性，如石膏凉降可以降阳明之热，以石膏做的豆腐自然就具有了凉降的属性，故感冒了忌吃豆腐，因为豆腐的凉降不利于温升开表。南方的大米性甘平微凉，因为它是长在水田里的，适宜肺胃燥热之人食用，有开胃、清烦渴之功。

饮食要五味均衡，偏味可致脏腑损伤。中医认为，五味一定要均衡、适量，这样对五脏有补益作用。对酸、甘、苦、辛、咸的偏嗜是会影响身体健康的。酸多伤脾：酸味可以补肝，食用过多的酸味食物会引起肝气偏盛，就会克伐脾胃（木克土），导致脾胃功能失调，使肌肉角质变厚，嘴唇也会失去光泽，饭量减少、饭后胃胀、大便稀，出现说话声音低微等气虚的症状。甘多伤肾：甘味可以补脾，食用过多的甘味食物会引起脾气偏盛，会克伐肾脏（土克水），使头发失去光泽，甚至掉发，出现腰膝酸软、耳鸣耳聋等肾精虚的症状。苦多伤肺：苦味可以补心，食用过多的苦味食物会引起心气偏盛，就会损伤肺的功能，使皮肤枯槁、毛发脱落，出现咳嗽、咳痰等肺气虚的症状。辛多伤肝：辛味可以补肺，过多的辛味食物会引起肺气偏盛，就会克伐肝脏（金克木），损伤肝的功能，导致筋的弹性降低，血到不了指甲，手爪会干枯，出现头晕目眩、面色无华、视物模糊等肝血虚的症状。咸多伤心：咸味可以补肾，过多的咸味食物会引起肾气偏盛，就会损伤心的功能，使血脉凝聚、脸色变黑，同时还常出现心悸、气短、胸痛等心气虚的症状。

总之，任何事情都要讲究适可而止，饮食也是这样，不能说想吃什么了，就多吃、天天吃，而要适度，味道均衡。

三、中医饮食养生保健作用与肿瘤防治

素食有利于抗肿瘤。大豆含有多种植物素，尤其富含异黄酮。异黄酮具有较弱的雌激素活性，可以预防激素依赖性癌症，特别是可食用的传统豆制品，如豆腐，可以降低人们患乳腺癌、前列腺癌或子宫内膜癌的风险。全谷物、蔬菜和水果中的膳食纤维能使许多癌症发病风险降低，尤其是大肠癌。增加全谷物的摄入量（麸皮和谷物纤维的摄入量），能使人们患肝癌风险降低。蔬菜、豆类、水果和全谷物中的叶酸能降低患大肠癌和乳腺癌的风险，但不推荐叶酸补充剂。一项纳入24 825名受试者、平均随访6.4年的研究发现，摄入碳水化合物最少的受试者，全因死亡率、心血管疾病死亡率、脑血管疾病死亡率、癌症死亡率风险均为最高；与肥胖受试者相比，非肥胖受试者的低碳水化合物饮食与全因死亡率的关联性更高。

过量摄入糖、盐、烟和酒不利于肿瘤的预防。法国一项纳入10万人，随访5年的研究发现，饮用含糖饮料与患癌症总体风险及患乳腺癌风险显著相关，饮用纯果汁与患癌症总体风险显著相关；饮用甜味剂饮料与患癌症风险无显著关联。食用高浓度盐腌制或者浸泡过的食物会增加胃癌、鼻咽癌、喉癌的患病风险。饮酒会显著增加口腔癌、咽喉癌、食管癌、肝癌、结直肠癌和乳腺癌发生的危险性，尤其在与烟草同时作用的情况下患癌风险会增加。

生姜、大蒜有利于抗肿瘤。姜参与维持体内微生物组平衡，可预防、控制或治疗胃肠道相关肿瘤；姜提取物及其生物活性化合物对多种肿瘤细胞系具有细胞毒作用，还对多种促肿瘤生长的细胞代谢相关酶有抑制作用；姜也可缓解化疗、放疗等副作用。大蒜可以降低患癌风险，尤其是患大肠癌风险。

合理食用肉类，*Nature*杂志上一项研究发现，通过限制红肉和鸡蛋中的蛋氨酸的摄入，抑制癌细胞生长的单碳代谢，可以减缓小鼠的肿瘤生长。低剂量的化疗本身对结直肠癌没有效果，但当与蛋氨酸限制结合时，就会抑制肿瘤的生长。在体内有软组织肉瘤的情况下，限制蛋氨酸摄入可以抑制肿瘤生长。研究发现：丝氨酸和甘氨酸这两种氨基酸对于在低氧条件下（肿瘤中常见的环

境）生长的细胞尤其重要，限制饮食中丝氨酸和甘氨酸的含量能够提高基因改造后容易患癌症的小鼠的存活率，过量的组氨酸（肉类和豆类等食物中富含这类氨基酸）能够使移植到小鼠体内的白血病细胞对甲氨蝶呤更加敏感而被其抑制或者杀灭。加工或腌制的肉类会增加大肠癌和胃癌的发病风险，发病的主要影响因素是其中的亚硝酸盐，因此要避免食用烟熏、烧烤和腌制的食品，采用蒸、煮、炖和微波的方式加工肉类，这样可以使产生的有害化合物含量降到最低。

合理食用鱼类。鱼类富含 ω -3脂肪酸，动物实验表明 ω -3脂肪酸可以抑制肿瘤形成，阻碍癌症进展。研究发现，用鱼类代替其他肉类的人群与绝对的素食者相比，患癌风险更低。

合理食用含钙和硒的食物。摄入含钙和硒的食物可以降低大肠癌和肝癌的发病风险，并可以在一定程度上抑制肠道腺瘤和肝癌的复发，但是摄入高剂量的钙会增加前列腺癌的发病风险，因此从食物中获取钙是更合适的途径。

总之，饮食是人体生命活动的主要物质来源，食物能够补养五脏精气，协调人体精神活动。食物借其五味补养五脏，我们在生活中应根据食物的五味进行合理的选择，辨证施膳，才会更好地发挥食疗防治肿瘤的作用。

第四节 传统健身养生术与肿瘤防治

一、太极拳

1. 太极拳特点

太极拳是太极阴阳医易与武术导引相结合形成的一种内外兼修、柔和、缓慢、轻灵、刚柔相济的中国传统拳术。太极拳拳如大海，滔滔不绝，外形走弧线，内劲走螺旋；掌似瓦楞，时时暗合，无不符合阴阳易理。太极拳用意念统领全身，通过入静放松、以意导气、以气催形，是一种动静相兼、体用兼备的拳家内功。太极拳含蓄内敛、连绵不断、以柔克刚、急缓相间、行云流水的拳术风格使习练者的意、气、形、神逐渐趋于一体化的至高境界，而其对于武德修养的要求也使得习练者在增强体质的同时提高自身素养，提升人与自然、人与社会的融洽与和谐。

2. 太极拳动作要领

太极拳以掤、捋、挤、按、采、挒、肘、靠、进、退、顾、盼、定等为基本方法，动作徐缓舒畅，或快慢相间、刚柔相济。要求练拳时正腰、收颏、直背、垂肩，有飘然腾云之意境。练体固精，练精化气，练气化神，练神还虚，这是太极拳的四种境界。

练拳要领：

（1）静心用意，呼吸自然。即练拳时要求思想安静集中，专心引导动作，呼吸平稳，深匀自然，不可勉强憋气。

（2）中正安舒，柔和缓慢。即身体保持舒松自然，不偏不倚，动作如行云流水，轻柔匀缓。

（3）动作弧形，圆活完整。即动作要呈弧形或螺旋形，转换圆活不滞，同时以腰作轴，上下相随，周身组成一个整体。

（4）连贯协调，虚实分明。即动作要连绵不断，衔接和顺，处处分清虚实，重心保持稳定。

（5）轻灵沉着，刚柔相济。即每一动作都要轻灵沉着，不浮不僵，外柔内刚，发劲要完整，富有弹性，不可使用拙力。

太极拳对人体各部位姿势的要求：①头——虚领顶劲，眼要自然平视，嘴要轻闭，舌抵上颚。②颈——自然竖直，转动灵活。③肩——平正松沉。④肘——自然弯曲沉坠。⑤腕——下沉塌腕，劲力贯注。⑥胸——舒松微含。⑦背——舒展伸拔。⑧腰——向下松沉。⑨脊——中正竖直。⑩臀——向内微敛。⑪胯——松正含缩。⑫腿——稳健扎实，弯曲合度，转旋轻灵，移动平稳，膝部松活自然，脚掌虚实分清。

3. 太极拳养生保健作用与肿瘤防治

（1）腹式呼吸，气息深、细、匀、长。太极拳强调腹式呼吸，不管是自然呼吸还是拳势呼吸，都强调腹式呼吸。呼吸还配合意念，就是吸气时内气沿脊椎督脉上行，呼气时内气沿前胸任脉下沉。呼吸深、细、匀、长的必是强健者，用这种方式呼吸，不仅能增大肺活量，而且锻炼了肺功能。太极拳锻炼有效的气体交换，对呼吸系统的肿瘤有防治作用。太极拳锻炼可降低C反应蛋白水平，减少炎症标志物的影响，增加肠道微生物的多样性，改变肠道微生物群的组成，从肠道途径提高机体免疫功能和抑制肠道炎症。

（2）疏通经络，促进血液循环。太极拳行功走架，竖项贯顶，虚领顶劲，气沉丹田，以意导气，以气运身，内气上至百会、下通涌泉、达于四梢。太极拳锻炼要气达梢节，人体从外形的四肢八节、筋骨皮到内在的五脏六腑的经络都得以疏通，同时良好的血液循环、充盈的血液供给也使各脏腑组织得到滋补润泽。太极拳锻炼可通过迷走神经调节和下丘脑-垂体-肾上腺轴调节改善皮质醇水平来减轻疲劳，有利于癌症患者生活质量的提高。太极拳锻炼时每小时从血液中分泌出的具有抗癌作用的干扰素，使癌细胞易于被免疫系统清除。

（3）汗腺畅通，邪有去路。太极拳每于身形的开合收放之中导引肌肤的膨缩和毛孔的张闭，锻炼之后微微汗出，使邪有去路，有利于内脏分泌物、沉积物等有害物质排泄。同时，太极拳对肌肤汗腺的开合、温热调节有利于增强防御外邪侵袭的能力，小病不生、大病不长。太极拳锻炼后出汗可使体内的铅、锶、镍和铍等致癌物质随汗液排出体外，从而降低癌症的发病率。

（4）逆向调节，平衡健脑。人们习惯的长久的单向运动使大脑中枢神经减弱了逆向调节功能，导致人体内部机能的左右失衡。太极拳招式左右互换，身形上下互补，形成内外如一的对称运动，这不仅锻炼了机体平衡功能，更促进了大脑的健康发育，减轻肿瘤患者焦虑、抑郁症状，提高患者整体生活质量。

　　可见，太极拳锻炼能够增强机体细胞免疫的调控能力，对肿瘤有防治作用。研究发现，练习15分钟太极拳后，唾液中的分泌型免疫球蛋白增加1090mg；多年太极拳锻炼组进行25分钟锻炼后表现为CD_3、CD_4细胞百分比升高，CD_4/CD_8的比值升高；在静止状态下，多年太极拳锻炼组与非太极拳锻炼对照组相比较，表现为CD_3和CD_4细胞百分比较高。同时太极拳锻炼能明显提高人体外周血NK细胞的活性和水平，这显示长期进行太极拳锻炼能提高机体的细胞免疫功能，促进正向免疫系统的平衡，有利于肿瘤防治。多项随机对照试验发现，简化二十四式太极拳锻炼对乳腺癌患者术后的心身健康大有裨益，特别是可以改善接受化疗和放疗患者的癌因性疲乏。对非小细胞肺癌患者的研究发现，患者术后进行16周的太极拳锻炼，与对照组相比，太极拳练习可明显延缓淋巴细胞表面补体调节蛋白CD_5表达的升高，显示太极拳练习对非小细胞肺癌患者细胞免疫具有一定影响，能改善人体免疫系统的机能，提高人体免疫能力，增强抗肿瘤效果。

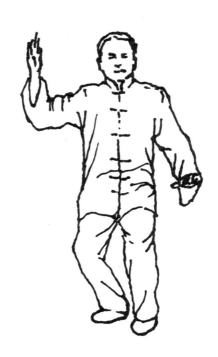

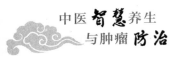
二、八段锦

1. 八段锦养生特点

八段锦之名，最早见于南宋《夷坚志》中："尝以夜半时起坐，嘘吸按摩，行所谓八段锦者。"其有坐式和立式之分。由于立式八段锦更便于大众练习，故流传更广。八段锦的"八"，不仅单指八个动作，而且动作相互制约、相互联系，循环运转。"锦"，为精美绸缎。八段锦，是如丝锦般珍贵、动作圆和连贯、健身效果明显的一套完整功法。

2. 八段锦动作要领

练习前做好热身，活动开全身的筋骨关节，或者习练站桩，调节身形。具体动作要领如下：

（1）两手托天理三焦：采用直立姿势，两足自然分开与肩同宽，双臂自然下垂，双目平视。掌心向上，两臂前平举，指尖相对，再双手指交叉，翻掌，掌心向上尽量上托，头后仰，眼看手背，足跟尽量上提，并吸气。后还原并呼气，呼吸绵长，心静体松。通过两手交叉上托，缓慢用力，保持拉伸，使三焦通畅、气血调和。掌心向上托，做完以后小指和无名指会有麻的感觉。练习八段锦时重点练习"两手托天理三焦"，能在调理脏腑功能的基础上达到疏利三焦的效果。

（2）左右开弓似射雕：展肩、扩胸，向外推出的食指向上，拇指斜向上，刺激督脉和背部腧穴，同时刺激手三阴经、三阳经等，做完手会有麻胀的感觉。

（3）调理脾胃须单举：自然直立，双臂胸前平屈，两掌心向上，指尖相对。交替翻掌，左掌心向上托，右掌心向下压，并吸气，还原时呼气，如此行数次。

（4）五劳七伤向后瞧：采用直立姿势，两足自然分开与肩同宽，双臂自然下垂，双目平视。头缓慢地左右旋转，双目随之向后看，上肢伸直外旋。转时呼气，回转时吸气，重心平稳，体态安详。

（5）摇头摆尾去心火：半蹲状态下，头在左右摆动的过程中，眼睛却看往相反的方向，轻松自如，舒展大方。

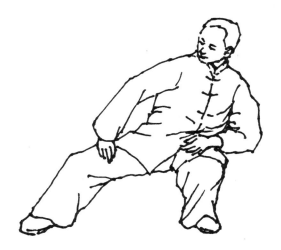

（6）两手攀足固肾腰：两足并立，双臂平屈于上腹部，掌心向上，弯腰，翻掌下按至足背，莫屈膝，呼气，还原时吸气，松紧结合，神形共调。

（7）攒拳怒目增气力：两腿屈膝半蹲成马步，同时把眼睛睁圆，两手"握固"分别置于腰侧，左右交替向前冲拳。其中，单拳冲出后需变掌内旋，翻腕，掌心向前，指尖由内向外环绕，再成"握固"手形收于腰间。冲拳时肘关节应微屈，"握固"时要充分旋腕。此方法是将握固法、瞪眼和马步三者结合的一种强肝养肾的运动方法。

（8）背后七踮百病消：抬起后脚跟再落下，如此反复踮足，让后脚跟有节奏地轻震地面。抬后脚跟时，身体自然站立，两脚微微并拢，将两后脚跟提起，感觉提到最大限度后，保持平衡，动作略停两秒；落脚时，两后脚跟先微微下落，保持身体平衡，然后踮足轻震地面。动作熟练后，可配合提肛呼吸，即抬脚时，缓缓吸气，提肛收腹；落脚时，慢慢呼气，会阴部放松，适当用力，顺势而为之。

练习此功法时需平心静气，每个动作应做16次，整套练习一次约10分钟。

3. 八段锦养生保健作用与肿瘤防治

八段锦属导引术功法，以腰脊为中心、四肢为引导，通过全身肌肉和关节的屈、伸、牵拉、旋转，外达四末，内及脏腑经络，使气血调达、经络通畅、脏腑阴阳平衡、升降有序，达到形神共调、身心健康的目的。现将其养生保健作用分述如下。

（1）两手托天理三焦：具有调理三焦、行气利水之功。适用于肿瘤患者

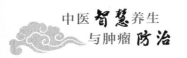

水气不利者，对防治颈肩疾病有良好作用。

（2）左右开弓似射雕：可提高下肢肌肉力量和平衡协调能力，同时增加前臂和手部肌肉力量，提高腕、指关节的灵活性，有效预防肩颈疾病。

（3）调理脾胃须单举：通过左右上肢一松一紧上下对拉，可以牵拉腹腔，对脾、胃、肝、胆起到按摩作用，同时刺激上焦、中焦有关经络和背部腧穴，疏通脾胃（肝胆）经络，还可以使脊柱内各关节和小肌肉得到锻炼，有利于增强脊柱的稳定性和灵活性。双手重叠的上举动作，具有调理脾胃、益气补虚之功。适用于肿瘤患者证属脾胃气虚，出现脘腹胀满、纳差便溏者。

（4）五劳七伤向后瞧：通过上肢伸直外旋扭转的静力牵拉作用，可以牵拉胸腹腔内脏，增加颈部及肩关节参与周围运动肌群的收缩，增加颈部运动幅度，活动眼肌，预防眼肌疲劳及肩颈疾病，改善颈部及脑血管血液循环，缓解中枢神经系统疲劳，具有益气养血填精之功。适用于肿瘤患者证属气血亏虚者。

（5）摇头摆尾去心火：通过身体前后的运动，打通命门，可增强腰部及下腹部的力量，调理气息，达到去心火、补身益肾的效果。

（6）两手攀足固肾腰：通过前屈、后伸，刺激脊柱、督脉等，可有效发展躯干前、后伸屈肌群的力量与伸展性，可改善下焦功能，刺激其活力，有固肾强腰的作用，具有补肾固虚、强健腰膝之功。适用于肿瘤患者证属肾虚腰膝酸软者。

（7）攒拳怒目增气力："怒目瞪睛"可刺激肝经，使肝血充盈、肝气调达，两腿下蹲十趾抓地、双手攒拳、旋腕、手指逐节强力抓握等动作，使气血运行指端，全身筋肉结实，气力增加，具有疏肝气、养肝血之功。适用于肿瘤患者证属肝郁血虚者。

（8）背后七颠百病消：提肛呼吸对脏腑的刺激较大，中间可穿插自然呼吸。颠足还能发展小腿后部肌群力量，拉伸足底肌肉、韧带，提高平衡能力。脚十趾抓地，可刺激足部有关经脉，刺激脊柱与督脉，使全身脏腑经络气血通畅，阴阳平衡。颠足这种震动对脊柱小关节也是一种整合，对脊髓产生震荡，因而被古人称为"震髓法"，可以激荡气血，整合神经系统，同时可使全身肌肉得到放松，有助缓解肌肉紧张。此方法具有疏通血脉和背部经脉、保持气血充足、调整脏腑的功能。适用于肿瘤患者证属肾虚腰膝酸软者。

八段锦是一种形神兼养的锻炼方法，可以调节免疫功能。练习时，在动作、意识的引导下，逐步达到呼吸绵长、心静体松、松静自然、物我两忘。在练习八段锦的患者中，化疗和放疗后的CD_3+T细胞数量显著增加，NK细胞和LAK细胞活性水平升高，对健康人和肿瘤患者的干扰素（一种具有抗肿瘤和免疫调节作用的活性物质）均有诱发释放和提高活性的效果，有助于抗癌。研究表明，非小细胞肺癌术后进行3个月的八段锦锻炼可以改善患者心肺功能，提高其运动耐量，同时患者的情绪和疲乏症状得到明显改善。

三、易筋经

1. 易筋经养生特点

易筋经是一套整体性身心并练、内外兼修的保健养生功法。易筋经属古导引术，据传为达摩所传授。由于禅宗的修持大多以静坐为主，久坐则气血郁滞，需以导引术来运行气血、活动筋骨。故少林寺僧侣多以此活动筋骨，并对其修改、完善、补充。明代周履靖在《赤凤髓·食饮调护诀第十二》中指出："一年易气，二年易血，三年易脉，四年易肉，五年易髓，六年易筋，七年易骨，八年易发，九年易形，即三万六千真神皆在身中，化为仙童。"此虽有夸大之嫌，但其各式动作连贯，注重伸筋拔骨，舒展连绵，刚柔相济，呼吸自然，动息相融，以形导气，意随形走，易学易练，确为人们喜爱的养生保健功法。

2. 易筋经的动作要领

（1）精神放松，形意合一。在习练过程中，一般以调身为主，通过动作变化引导气的运行，做到意随形走、意气相随。同时，某些动作，需要适当地配合意识动作，如"韦陀献杵"第三势中的双手上托，要求以意念关注两掌；"摘星换斗势"要求目视上掌，意存腰间命门处；"青龙探爪势"要求意存掌心。而另一些动作要求配合想象，如"三盘落地势"中下按、上托时，两掌如有负重感；"出爪亮翅势"中伸肩、撑掌时，要有排山倒海之势；"倒拽九牛尾势"中拽拉时，两膀如拽牛尾；"打躬势"中脊柱屈伸时，应体会上体如"钩"一样卷曲伸展运动。

（2）呼吸自然，贯穿始终。习练易筋经时，要以自然呼吸为主，动作与呼吸始终要保持柔和协调的关系。在某些环节中，动作与呼吸更应该协调。如"韦陀献杵"第三势中双手上托时自然吸气；"倒拽九牛尾势"中收臂拽拉时自然呼气；"九鬼拔马刀势"中展臂扩胸时自然吸气，松肩收臂时自然呼气，含胸合臂时自然呼气，起身开臂时自然吸气；"出爪亮翅势"中，两掌前推时自然呼气，等等。

（3）刚柔相济，虚实相兼。易筋经，动作有刚有柔，刚柔之间不断转换，如"倒拽九牛尾势"中，双臂内收旋转逐渐拽拉至止点是刚，为实。随后以腰转动带动两臂伸展至下次收臂拽拉前是柔，为虚。

（4）由浅入深，循序渐进。习练易筋经，根据不同年龄、体质及个人状况灵活掌握。活动幅度及各种姿势，应由浅入深，循序渐进。个别动作过程中要求呼气时发音，如"三盘落地势"中的身体下蹲、两掌下按时，要求配合动作吐"嗨"音，以气沉丹田。

（5）动作舒展，伸筋拔骨。易筋经中每一势动作，无论上肢、下肢或躯干，都要求有充分的屈伸、外展内收、扭转身体的运动，使人体骨骼肌、关节在传统定势动作基础上，充分地拉伸，即通过"拔骨"达到"伸筋"，使气血内而五脏六腑、外而四末，经络通畅。

（6）柔和协调，动静相兼，注重脊柱的旋转屈伸。本功法的主要运动形式是以腰为轴的脊柱旋转屈伸运动。如"九鬼拔马刀势"中的脊柱左右旋转屈伸运动，"打躬势"中椎骨节节拔伸前屈、卷曲如钩和脊柱节放松伸直动作，"掉尾势"中脊柱的前屈并在反伸的状态做侧屈、侧伸动作。所以易筋经是通过脊柱的旋转屈伸运动以带动四肢、内脏的运动，在松静自然、神形合一中完成动作，从而达到健身、防病、延年、益智的目的。

3. 易筋经养生保健作用与肿瘤防治

（1）"韦陀献杵"第一势：通过上肢屈伸、两掌相合，以敛神定气。第二势：通过伸展上肢和立掌外撑的动作引导，疏通上肢经络，改善肩关节功能，调节心肺气机，促进气血运行。第三势：通过上肢伸举和下肢提踵，调节脏腑功能，引导气血流畅并提高上下肢肌肉力量，改善肩颈关节功能。

（2）"摘星换斗势"：通过阳掌转阴作导引，目视掌心，意存腰间命门，转身以腰带肩、以肩带臂，达到改善颈肩腰功能，壮腰健肾、延缓衰老的目的。

（3）"倒拽九牛尾势"：通过腰的转动，带动肩胛，拉伸、刺激背部夹脊和腧穴，调练心肺功能，协调四肢血液循环，提高肌肉力量。

（4）"出爪亮翅势"：通过伸臂推掌、屈臂收掌、展肩扩胸的导引，吸清呼浊，改善呼吸功能和气血运行，提高胸背及上肢肌肉力量。

（5）"九鬼拔马刀势"：通过身体的扭曲、伸展等运动，可提高颈肩部、腰背部肌肉的力量，改善颈椎、胸腰椎的平衡状态，改善各关节的活动功能，疏通玉枕关、夹脊关等要穴，同时使经络气血运行通畅，脾胃得到摩动，肾功能得以强健。

（6）"三盘落地势"：通过上下肢屈伸活动，配合口吐"嗨"音，使体内真气在胸腹间升、降，心肾相交、水火既济，同时可以增强腰腹及下肢力量，壮丹田之气，以强腰固肾。

（7）"青龙探爪势"：通过转身、左右探爪及前屈，可使两胁交替松紧开合，以疏肝理气、调畅情志，同时还可改善腰部及下肢肌肉活动功能。

（8）"卧虎扑食势"：通过虎扑之势，身体颈、胸、腰椎向下、前方伸展、后仰，使任督二脉得以疏伸调养，脊柱关节得以拉伸，并改善腰腿肌肉活动功能，起到强健腰腿的作用。

（9）"打躬势"：通过头、颈、胸、腰、骶椎逐节牵引屈和伸，背部督脉经气发动，气血通畅，身体健强，还可改善腰背及下肢活动功能，强健腰腿。

（10）"掉尾势"：通过体前屈及掉头、掉尾的左右屈伸动作，可使任督二脉及全身经络气血在此前各式动作锻炼的基础上更加通畅，全身肌肉得到强化，大小关节更加协调、平衡，达到易筋以练形、形神共养的目的。

由此可见，易筋经运动对改善情志、情绪和改善心血管系统、呼吸系统、消化系统、肌肉骨骼系统及中枢神经系统功能有比较好的效果。

易筋经对免疫系统的功能有明显的影响。易筋经锻炼者的体液免疫和细胞免疫的功能增强，白细胞数明显升高，巨噬细胞吞噬作用显著增强。易筋经锻炼可使消化系统功能发生明显的改善，练习者胃蠕动波幅显著增大，口腔唾液量明显增加，唾液中淀粉酶含量上升，食欲增进，消化吸收功能与营养状况改善，对萎缩性胃炎和胃息肉等癌前病变都有较好疗效。易筋经可诱发干扰素释放和提高其活性，提高抗肿瘤和免疫调节作用的效果。因此，作为抗癌综合治疗的一个组成部分，患者坚持易筋经锻炼可增强体质，改善症状，延长生存期，提高生活质量。

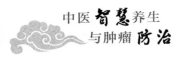

四、五禽戏

1. 五禽戏养生特点

五禽戏是一种适度的运动方式。华佗说："人体欲得劳动，但不当使极耳。"他指出以健身为目的的运动必须在适宜的强度内，不可动太过，动而适度，则气血流通，元气充沛，动而太过，则气血沸腾，反耗伤真气。五禽戏正是一种适度的运动方式，其特点之一是刚柔相济、顺其自然，既有虎戏的刚健、鹿戏的敏捷，又有熊戏的敦实、鹤戏的飘逸、猿戏的浪漫，长期坚持锻炼，在健康长寿和养生防肿瘤方面会发挥重要作用。相传华佗的两个弟子吴普、樊阿坚持练习恩师所传授的"五禽戏"，都很长寿，一位活到九十几岁，一位活到百岁的高龄。

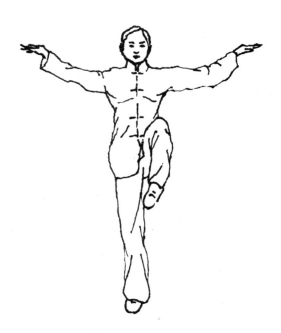

2. 五禽戏动作要领

（1）虎戏：自然站式，俯身，两手按地，用力使身躯前耸并配合吸气，当前耸至极后稍停。然后，身躯后缩并呼气，如此3次。继而两手先左后右向前挪，同时两脚向后退，以极力拉伸腰身，按着地抬头面朝天，再低头向前平视。最后，如虎行走般以四肢前爬7步，后退7步。

（2）鹿戏：按上述四肢着地势。吸气，头颈向左转，双目向左侧后视，当左转至极后稍停；呼气，头颈回转，当转至面朝地时再吸气，并继续向右转，一如前法。如此左转3次，右转2次，最后恢复如起势。然后，抬左腿向后挺伸，稍停后放下左腿，抬右腿如前法挺伸。如此左腿后伸3次，右腿后伸2次。

（3）熊戏：仰卧式，两腿屈膝拱起，两脚离床席，两手抱膝下，头颈用力向上，使肩背离开床席。略停，先以左肩侧滚落床面，当左肩一触及床席立即复头颈用力向上，肩离床席，略停后再以右肩侧滚落，复起。如此左右交替各7次，然后起身，两脚着床席成蹲式，两手分按同侧脚旁。接着如熊行走般，抬左脚和右手掌离床席，当左脚、右手掌回落后立即抬起右脚和左手掌。如此左右交替，身躯亦随之左右摆动，片刻而止。

（4）猿戏：择一牢固横竿（如单杠、门框、树杈等），略高于自身，站立手指可触及高度，如猿攀物般以双手抓握横竿，使两脚悬空，作引体向上7次。接着先以左脚背勾住横竿，放下两手，头身随之向下倒悬。略停后换右脚如法勾竿倒悬，如此左右交替各7次。

（5）鹤戏：自然站式。吸气时跷起左腿，两臂侧平举，扬起眉毛，鼓足气力，如鸟展翅欲飞状；呼气时，左腿回落地面，两臂回落腿侧。接着，跷右腿如前法操作。如此左右交替各7次，然后坐下。屈右腿，两手抱膝下，拉腿近胸，稍停后两手换抱左膝下如前法操作，如此左右交替7次。最后，两臂如鸟理翅般伸缩各7次。

五禽戏强调寓情于动，也就是习练五禽戏者要把自己的意念融合到所做的动作中去，做猿戏者要体现出猿的顽皮戏要，做鹤戏者犹鹤之悠然自得，全神贯注，使自己有重返大自然之感，这就是华佗所说的"怡"。只有达到神怡忘我，才能取得良好的锻炼效果。

3. 五禽戏养生保健作用与肿瘤防治

五禽之形通人体：从中医的角度看，虎、鹿、熊、猿、鹤5种动物分属于水、木、土、火、金五行，又对应于肾、肝、脾、心、肺五脏。人们在模仿五禽的姿态进行运动时，间接地起到了锻炼脏腑的作用。这五种动物的生活习性不同，活动的方式也各有特点。

（1）虎戏：虎属水，与人体肾系统相应。虎为百兽之王，骨骼强劲，脊背坚实，四肢有力，动作刚健迅猛。人体肾藏精主骨，为先天之本，作强之官，而司会巧之所出。虎戏模仿虎的行走扑跃，威严在身，内练骨骼，外练四肢，有强肾固本之功效，有利于防治肾经循行部位出现的病症。在练习五禽戏时重点练习虎戏，对肿瘤患者肾虚、腰膝疲软有调节舒缓作用。

（2）鹿戏：鹿属木，与人体肝系统相应。鹿的形体矫健，肌腱发达，关节灵活，长于奔跑、跳跃。人体肝脏血主筋，主疏泄，司运动。鹿戏动作舒展大方，轻捷灵活，能增强肝胆的疏泄功能，增加肢体关节的灵活性，增加筋脉的柔韧性，有利于防治肝经循行部位出现的病症。在练习五禽戏时重点练习鹿戏，对肿瘤患者的抑郁情绪有调节舒缓作用。

（3）熊戏：熊属土，与人体脾系统相应。熊体重力大，形似笨拙，实则沉静，肌肉坚实，四肢发达。人体脾主消化，运输水谷精微，为人后天之本，又主肌肉与四肢。熊戏模仿熊的动作，晃动身躯，摇摆四肢，寓沉浸于舒缓之中，能增强脾的运化功能，帮助消化饮食，营养肌肉，使人体魄健壮，有利于防治脾经循行部位出现的病症。在练习五禽戏时重点练习熊戏，对肿瘤患者脾胃虚弱、消化不良有调节舒缓作用。

（4）猿戏：猿属火，与人体心系统相应。猿心灵手巧，神机活泼，善于模仿，嬉戏顽皮，攀缘枝藤，机灵敏捷，有腾挪闪避之功。人体心主血脉，藏神，主司神明变化，其志为喜。猿戏模仿猿的种种体态动作，能悦心神、畅心志，畅通血脉，增强心的功能，防治心经循行部位出现的病症。在练习五禽戏时重点练习猿戏，对肿瘤患者心气虚、情绪低沉有调节舒缓作用。

（5）鹤戏：鹤属金，与人体肺系统相应。鹤形飘逸潇洒，能飞善走，飞则直冲云天，落则飘然而至，颈长灵活，可以曲戏四顾。鹤的呼吸功能特别发达，所谓"大喉以吐故，修颈以纳新，故寿不可限量"。人体肺主一身之气，主司呼吸，宣发水谷之精微至全身各部分，为相傅之官而主治节，其功能全在于气。鹤戏模仿鹤的起落展翅、伸颈回顾等动作，同时要求配合呼吸吐纳以运气，能增强肺的呼吸功能，有利于防治肺经循行部位出现的病证。在练习五禽戏时重点练习鹤戏，对肿瘤患者肺气虚、呼吸不畅有调节舒缓作用。

五禽戏属于中等强度的有氧运动。通过模仿五种动物的动作来调节人体形、意、气。将虎之威猛、鹿之俊俏、熊之敦厚、猿之灵敏、鹤之潇洒融合为一体，练习之人在模仿五禽的神韵、肢体动作时能够疏通经络，有效改善精神状态，而精神状态与机体细胞免疫功能有着密切联系。长期的调心，能改善腺体的分泌，影响机体外周T细胞亚群的分布，提高对肿瘤的防御能力。

研究发现，经过3个月的五禽戏锻炼，练功组女性受试者NK细胞活性增强；6个月后，练功组男、女受试者NK细胞活性均增强。NK细胞是人体抗肿瘤的第一道防线，说明长期进行五禽戏锻炼可提高NK细胞活性，从而增强机体的自然免疫功能。

五、马王堆导引术

1. 马王堆导引术养生特点

湖南长沙马王堆汉墓出土的《导引图》记载了马王堆导引术，该术以循经导引、行意相随为主要特点，围绕肢体开合提落、旋转屈伸、抻筋拔骨进行动作设计，是一套古朴优美、内外兼修的功法，集修身、养性、娱乐、观赏于一体，动作优美，衔接流畅，简单易学，安全可靠，适合于不同人群练习，具有祛病强身、延年益寿的功效。

2. 马王堆导引术动作要领

马王堆导引术有十二式动作，具体功法如下。

预备式：①松静站立，自然呼吸。②面容安详，内心平静。

起式：①百会穴上领，身体保持中正、安舒。②按掌与托掌转换时，注意旋腕。③抬掌时，意念劳宫穴；按掌时，意念下腹丹田。

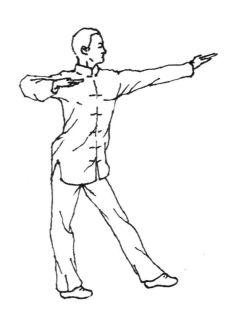

第一式：挽弓。动作要领：①动作与呼吸配合，开吸合呼。②沉肩与顶髋同时进行，不可过分牵拉。③伸臂时，意念从肩内侧（中府穴），经肘窝（尺泽穴）注到拇指端（少商穴）。

第二式：引背。动作要领：①伸臂拱背，使肩、背部肌肉得到充分牵拉，有利于缓解肩、背部运动不适。②牵拉两肋，刺激肝胆，配合近视与远望，有利于预防和调治眼睛的不适。

第三式：凫（音fú）浴。动作要领：①摆臂动作幅度可由小逐渐加大，此动作要因人而异，量力而行。②两臂下落时，意念从面部（承泣穴），经腹侧（天枢穴）、胫骨外侧（足三里穴），到脚趾端（厉兑穴）。

第四式：龙登。动作要领：①下蹲时，根据自身年龄及柔韧性状况，选择全蹲或半蹲。②手掌外展提踵下看时，保持重心平衡，全身尽量伸展。③两掌上举时，意想从脚大趾（隐白穴）上行，经膝关节内侧（阴陵泉穴）至腋下（大包穴）。

第五式：鸟伸。动作要领：①注意头颈与脊柱的运动要协调一致。②侧摆臂时，意念从腋下（极泉穴）经肘至小指端（少冲穴）。

第六式：引腹。动作要领：①两臂内旋外展时，注意腹部放松。②上举时，上面手掌的小指对照肩部后侧（臑穴），下面手掌的拇指对照臀部（环跳穴）。③两掌上撑时，意念从小指端（少泽穴），经肘关节内侧（小海穴）至耳前（听宫穴）。

第七式：鸱（音chī）视。动作要领：①两臂上伸时，掌心向外，头微用力前探。②勾脚尖时，意念从头经后背、腘窝（委中穴），至脚趾端（至阴穴），勾脚后微停顿。

第八式：引腰。动作要领：①左肩上提，保持右掌不动，转腰抬肩方向与头转的方向要一致。前俯时，头部不要低垂。②两掌上举时，意念从脚底（涌泉穴）经膝关节内侧（阴谷穴），至锁骨下沿（腧府穴）。

第九式：雁飞。动作要领：①动作徐缓自如，注意抬掌与转头的转换要协调。②转头下视时，意念从胸内（天池穴）经肘横纹（曲泽穴），至中指端（中冲穴）。

第十式：鹤舞。动作要领：①整个动作要求舒展圆活，上下协调。②按推时，意念从手指端（关冲穴）经肘外侧（天井穴），至头面部（丝竹空穴）。

第十一式：仰呼。动作要领：①两臂分落至水平，颈部肌肉放松。②掌上举下落时，意念从头面部（瞳子穴），经身体外侧（环跳穴），至脚趾端（足窍阴穴）。

第十二式：折阴。动作要领：①上步举掌时，尽量拉伸躯干。②双掌沿下肢内侧上行时，意念从脚趾端（大敦穴），经膝关节（曲泉穴），至腹侧（期门穴）。

收势：①两掌体前合拢时，身体重心随动作微移。②两掌心依次对照胸部（膻中穴）、上腹部（中脘穴）、下腹部（神阙穴）按掌。③下按时，意念涌泉穴。

练习者在练习马王堆导引术时，如能明晰经络，用经络学说的理论理解功法，调身、调息、调心相结合，牵伸十二经筋，呼吸深、细、匀、长，并意守十二经脉流注方向，将会更好地提升该功法的健身效用。

3. 马王堆导引术养生保健作用与肿瘤防治

马王堆导引术结合了中医经络学中的气血运行路线及经筋牵伸的运动方式，把经络学说的相关内容恰当地引入功法锻炼中。人如果经常有目的地适度练习马王堆导引术，可以疏通经络、抵御外邪、调节脏腑。

马王堆导引术的十二式动作分别对应经络学中十二正经，并按照经脉气血流注顺序编排。①挽弓：锻炼手太阴肺经，可疏肝宣肺，对慢性支气管炎等有一定疗效。②引背：锻炼手阳明大肠经，有活络肩颈部、舒畅胸胁的作用。③凫浴：锻炼足阳明胃经，可活动筋骨、腰胯，有利于防治颈椎病、腰胯病。④龙登：锻炼足太阴脾经，可增强肺功能。⑤鸟伸：锻炼手少阴心经，可增强腰部灵活性。⑥引腹：锻炼手太阳小肠经，能缓解腹部胀满、气结。⑦鸱视：锻炼足太阳膀胱经，以利关节、疏胸胁，增加下肢力量。⑧引腰：锻炼足少阴肾经，意念自涌泉穴沿肾经上行。⑨雁飞：锻炼手厥阴心包经，可平气血、明心神，对高血压症有一定疗效。⑩鹤舞：锻炼手少阳三焦经，可强腰肾、利颈脊、明双目。⑪仰呼：锻炼足少阳胆经，可增强呼吸系统功能。⑫折阴：锻炼足厥阴肝经，以强腰固肾、疏通肩臂，有利于防治肩部疾病。

马王堆导引术对免疫系统的功能有明显的影响，可通过激活机体免疫系统来激发特异性免疫反应，包括细胞免疫和体液免疫。在细胞免疫方面，T淋巴细胞、K细胞（抗体依赖性细胞）、NK细胞和巨噬细胞对肿瘤细胞均具有杀伤作用，可诱发干扰素释放和提高细胞活性，以提高机体抗肿瘤效果。

马王堆导引术锻炼产生的愉悦感有助于抗癌。美国威斯利教授发现愉悦心脏所产生的心脏荷尔蒙能在24小时内杀死95％的癌细胞，包括对前列腺肿瘤、卵巢肿瘤和大肠肿瘤等都有效，还发现心脏分泌的荷尔蒙通过直接杀死癌细胞和抑制癌细胞DNA合成及癌细胞的生长来发挥效力，而非加速癌细胞的自我解体。

六、六字功

1. 六字功养生特点

六字功是一种吐纳法。它是通过嘘、呵、呼、呬、吹、嘻六个字的不同发音口型，唇齿喉舌的用力不同，以牵动脏腑经络气血的运行。南北朝时期陶弘景发明长息法，他在《养性延命录》一书中说："凡行气，以鼻纳气，以口吐气，微而行之名曰长息。纳气有一，吐气有六。纳气一者谓吸也，吐气六者谓吹、呼、嘻、呵、嘘、呬，皆为长息吐气之法。时寒可吹，时温可呼，委曲治病，吹以去风，呼以去热，嘻以去烦，呵以下气，嘘以散滞，呬以解极。"明代《正统道藏洞神部》，引用了太上老君养生法，说得更为具体。书中说：①呬字，呬主肺，肺连五脏，受风即鼻塞，有疾作呬吐纳治之。②呵字，呵主心，心连舌，心热舌干，有疾作呵吐纳治之。③呼字，呼主脾，脾连唇，脾火热即唇焦，有疾作呼吐纳治之。④嘘字，嘘主肝，肝连目，论云肝火盛则目赤，有疾作嘘吐纳治之。⑤嘻字，嘻主三焦，有疾作嘻吐纳治之。

六字功是一种以呼吸吐纳为主要手段的导引方法，其特点是通过读音口型来调整与控制体内气息的升降出入，形成分别与人体肝、心、脾、肺、肾、三焦相对应的"嘘、呵、呼、呬、吹、嘻"六种特定的吐气发声方法，进而达到调整脏腑气机平衡的作用，可用于治疗脏腑功能失调的病证。

2. 六字功动作要领

六字功的锻炼应注意发音、口型、动作及经络走向4个方面。发音与口型属调息，动作是调身，关注经络走向属调心。每个字读6次后需调息1次。

（1）预备式：面向东方或南方。

①两脚平等站立，约与肩同宽，两膝微曲，头正颈直，下颏微收，竖脊含胸，两臂自然下垂，周身中正，唇齿合拢，舌尖放平，轻贴上颚，目视前下方。②接上式，吸气，两臂从体侧徐徐抬起，手心向下，待手腕与肩平时，以肘为轴转动前臂，手心翻向上，旋臂屈肘使指尖向上，掌心相对，高不过眉。③向中合拢至两掌将要相合时，再向内画弧，两手心转向下，指尖相对，目视

前方。④呼气，两手似按球状，由胸前徐徐下落至腹前，两臂自然下垂，恢复预备式。

调息：动作1，自然呼吸。动作2，吸气。动作3，屏息。动作4，呼气。

调心：头脑要清空，意念平静，想象全身由上而下放松。

动作提示：全身放松，头脑清空，呼吸自然平稳，切忌用力；应体现头空、心静、身正、肉松之境界。后面每变换一个字都从预备式起，因此，后面每次练功时预备式可多站一会儿，待体会到松静自然、气血和顺之时再开始练功。

（2）"嘘"字功：面向东方或南方。

①同（1）预备式。②自然吸气，两手由带脉处起，两手相对向上提，经章门、期门上升入肺经之中府、云门。③两臂如鸟张翼，手心向上，向左右展开，呼气并念"嘘"字，足大趾轻轻点地，两臂上升，两眼随呼气之势尽力瞪圆。④呼气后，则放松，恢复自然吸气，屈臂两手经面前、胸腹前徐徐向下，垂于体侧。⑤可做1次短暂的自然呼吸，稍事休息（下同），再做第2次"嘘"字功。如此动作做6次为1遍，然后做1次调息，恢复预备式。

调息：动作1，自然呼吸。动作2，吸气—屏息。动作3，呼气并念"嘘"字—屏息。动作4，吸气—屏息—呼气。动作5，自然呼吸。

调心：意念领肝经之气由足大趾外侧之大敦起，沿足背上行。肝经过太冲、中都至膝内侧，再沿大腿内侧上绕阴器达小腹，夹胃脉两旁，属肝，络胆，上行穿过横膈，散布于胸胁间，沿喉咙后面经过上颅骨的上窍，联系于眼球与脑相联络的络脉，复向上行，出额部与督脉会于泥丸宫之内。故做"嘘"字功时，工夫稍长，可能眼有气感，开始发胀，有的人感到刺痛、流泪，大拇指少商处感到麻胀，慢慢眼睛明亮，视力逐渐提高。

动作提示：发音口型"嘘"（读虚，字音xu），"嘘"字吐气法。"嘘"字属牙音，发音吐气时，嘴角后引，槽牙上下平对，中留缝隙，槽牙与舌边亦有缝隙。发声吐气时，气从槽牙间、舌两边的空隙中呼出体外。两臂如鸟张翼，手心向上，向左右展开时口吐"嘘"字音，收掌时鼻吸气，动作与呼吸应协调一致。

（3）"呵"字功：面向东方或南方。

①同（1）预备式。②自然吸气，自冲门处起，循脾经上提，至胸部膻中处。③两掌向外翻掌，呼气念"呵"字，足大趾点地，掌心向上，上托至眼

部。两手掌心向里，翻转手心向面，经面前、胸腹前，徐徐下落，垂于体侧。④稍事休息，再重复做。本式共吐"呵"字音6次，调息，恢复预备式。

调息：动作1，自然呼吸。动作2，吸气—屏息。动作3，呼气并念"呵"字—屏息。动作4，吸气—自然呼吸后，重复动作1至动作3。

调心：以意领气，由脾经之井穴隐白上升。脾经循大腿内侧前缘进入腹里，通过脾脏、胃腑，穿过横膈膜流注心中，上夹咽，连舌本入目，上通于脑。其直行之脉从心系上行至肺部，横出腋下，入心经之首极泉，沿着手臂的内侧后缘上行，经少海、神门、少府等直达小指尖端之少冲。故做"呵"字功时，小指尖、中指尖可能有麻胀，同时与心经有关的脏器也可能会有相应的感受。

动作提示：发音口型"呵"（读喝，字音he），为舌音。口半张，舌尖抵下颚，腮稍用力后拉，舌边靠下牙齿。发声吐气时，舌体上拱，舌边轻贴上槽牙，气从舌与上颚之间缓缓呼出。吸气自然，呼气念"呵"字，足大趾轻轻点地；两掌捧起时鼻吸气，外拨下按时呼气，口吐"呵"字音。

（4）"呼"字功：面向东方或南方。

①同（1）预备式。②两手由冲门处起，向上提，至章门上翻转手心向上。③左手外旋上托至头顶（注意沉肩），同时右手内旋下按至冲门处，呼气念"呼"字，至呼气尽。④吸气，左臂内旋变为掌心向里，从面前下落，同时右臂回旋变掌心向里上穿，两手在胸前相叠。⑤左手在外，右手在内，两手内旋下按至腹前自然下垂于体侧，目视前下方。⑥稍事休息，再以同样要领右手上托、左手下按做第2次"呼"字功。如此左右手交替，共做6次为1遍，调息，恢复预备式。

调息：动作1，自然呼吸。动作2，吸气—屏息。动作3，呼气并念"呼"字—屏息。动作4，吸气—屏息。动作5，呼气—屏息。自然呼吸后，重复动作1至动作5。

调心：当念"呼"字时，足大趾稍用力，并以意念引经气由足大趾内侧之隐白起，沿大趾赤白肉际上行。脾经过大都、太白、公孙，于内踝上3寸胫骨内侧后缘三阴交，再上行过膝，由腿内侧经血海、箕门，上至冲门、府舍入腹内，属脾脏，络胃，夹行咽部连于舌根，散于舌下；经气尚可于舌注入心经之脉，随手势高举之形而直达小指尖端之少冲，念"呼"字的气感与"呵"字相同的原因也在于此。

动作提示：发音口型"呼"（读乎，字音hu），为喉音。撮口如管状，唇圆似筒，舌放平向上微卷，用力前伸。这个口型动作，能牵引冲脉上行之气喷出口外。吸气自然，呼气念"呼"字，足大趾轻轻点地；两掌向肚脐方向收拢时吸气，两掌向外展开时口吐"呼"字音。

（5）"呬"字功：面向东方或南方。

①同（1）预备式。②吸气自然，两手由腹前向上提，过腹渐转掌心向上，抬至膻中时，内旋翻转手心向外成立掌，指尖与喉平。③然后左右展臂、宽胸、推掌，如鸟张翼，开始呼气念"呬"，足大趾轻轻点地，目视前方。④呼气尽，随吸气之势两臂自然下落。⑤共做6次为1遍，调息，恢复预备式。

调息：动作1，自然呼吸。动作2，吸气—屏息。动作3，呼气并念"呬"字—屏息。动作4，吸气—屏息。自然呼吸后，重复动作1至动作4。

调心：当念"呬"字时，意念引肝经之气由足大趾外侧之大敦上升。肝经沿腿的内侧上行入肝，经气由肝的支脉分出流注于肺，从肺系（肺与喉咙相连的部位）横行出来，经中府、云门，循臂内侧的前缘入尺泽，下寸口经太渊走入鱼际，出拇指尖端之少商。故做此功两臂左右展开时，可能会有气感，以拇指、食指气感较强。

动作提示：发音口型"呬"（读四，字音si），"呬"为齿音，发声吐气时，两唇微向后收，上下齿相对，舌尖入两齿缝内，由齿向外发音。上下门牙对齐，留有狭缝，舌尖轻抵下齿，气从齿间呼出体外。吸气自然，呼气念"呬"字；两掌向上时吸气，两掌向外展开时口吐"呬"字音。

（6）"吹"字功：面向东方或南方。

①同（1）预备式。②吸气自然，两臂从体侧提起，两手经长强、肾俞向前画弧，沿肾经至腧府处，两臂如抱球撑圆，两手指尖相对，两掌前推，随后松腕伸掌，指尖向前，掌心向下。③身体下蹲，两臂随之下落，呼气念"吹"字，同时足五趾抓地，足心空如行泥地，引肾经之气从足心上升，呼气尽时两手落于膝盖上部。④下蹲时身体要保持正直，下蹲高度直至不能提肛为止。⑤呼气尽，随吸气之势慢慢站起，两臂自然垂于身体两侧。⑥稍事休息再做，共吐"吹"字音6次。调息，恢复预备式。

调息：动作1，自然呼吸。动作2，吸气—屏息。动作3，呼气并念"吹"字—屏息。动作4，吸气—屏息。自然呼吸后，重复动作1至动作4。

调心：当念"吹"字时足跟着力，并以意念引肾经之经气从足心涌泉上升。肾经经足掌内侧沿内踝骨向后延伸，过三阴交经小腿内侧出腘窝，再沿大腿内侧股部内后缘通向长强、脊柱，入肾脏，下络膀胱；上行之支脉入肝脏，穿横膈膜进入肺中，沿喉咙入舌根部；另一支脉从肺出来入心，流注胸中，与心包经相接，经天池、曲泽、大陵、劳宫到中指尖之中冲。故做"吹"字功时可能手心和中指气感较强。

动作提示：发音口型"吹"（读炊，字音chui），为唇音。口微张，两嘴角稍向后咧，舌微向上翘并微向后收。发声吐气时，舌体、嘴角向后引，槽牙相对，两唇向两侧拉开收紧，气从喉出后，从舌两边绕舌下，经唇间缓缓呼出体外。手提起、撑圆到前推时吸气，手下落并且身体下蹲时呼气。

（7）"嘻"字功：面向东方或南方。

①同（1）预备式。②两手如捧物状由体侧耻骨处抬起，过腹至膻中处，翻转手心向外。③呼气念"嘻"字，足第四趾、第五趾点地；两手向头部托举，两手心转向上，指尖相对，目视前方。④呼气尽时，吸气，两臂内旋，两手五指分开由头部循胆经路线而下，拇指经过风池，其余四指过侧面部，再历渊腋，以意送至足第四趾端之足窍阴。⑤共吐"嘻"字音6次，调息，恢复预备式。

调息：动作1，自然呼吸。动作2，吸气—屏息。动作3，呼气并念"嘻"字—屏息。动作4，吸气—屏息。自然呼吸后，重复动作1至动作4。

调心：读"嘻"字时，以意领气，出足窍阴，至阴上踝入膀胱经，由小腹处上升，历络下、中、上三焦至胸中，转注心包经，由天池、天泉而过曲泽、大陵至劳宫，别入三焦经。吸气时即由手第四指端关冲起，沿手臂上升贯肘至肩，走肩井之后，前入缺盆注胸中联络三焦。上行之支穿耳部至耳前，出额角下行至面颊，流注胆经，由风池、渊腋、日月、环跳下至足窍阴。简而言之，意领时，由下而上，再由上而下复归胆腑。练"嘻"字功，呼气时无名指气感强，吸气时足四趾气感强，这是少阳之气随呼气上升与冲脉并而贯通上下，三焦理气之功能发挥，促进脏腑气血通畅之缘故。

动作提示：发音口型"嘻"（读希，字音xi），为牙音。两唇微启，稍向里扣，上下相对但不闭合，舌微伸而有缩意，舌尖向下，有嬉笑自得之貌、怡然自得之心。发声吐气时，舌尖轻抵下齿，嘴角略后引并上翘，槽牙上下轻轻咬合，呼气时使气从槽牙边的空隙中经过，呼出体外。手提起时吸气，双手托起时呼气念"嘻"字，足第四趾、第五趾点地。

六字功用于疾病的康复，可按照五行生克原理辨证施功，重点练习其中的一两节。每天可练3次，每次5~10分钟，3个月为1个疗程。

3. 六字功养生保健作用与肿瘤防治

（1）"嘘"字功治肝病。"嘘"字功与肝相应，口吐"嘘"字具有泄出肝之浊气、调理肝脏功能的作用，同时配合两目圆睁，还可起到疏肝明目的功效。"嘘"字功可以疏肝养肝，在练习六字功时重点练习"嘘"字功，可防治足厥阴肝经循行经过部位的疾病，适用于肿瘤证属肝气郁结者，肝脏肿瘤患者尤为适宜。

（2）"呵"字功治心病。"呵"字功与心相应，口吐"呵"字具有泄出心之浊气、调理心脏功能的作用。可用于心悸、心绞痛、失眠、健忘、出汗过多、舌体糜烂、舌强语謇等病证的治疗。"呵"字功可以养心，在练习六字功时重点练习"呼"字功，可防治手少阴心经循行经过部位的疾病，适用于肿瘤证属心气虚、情绪低落者。

（3）"呼"字功培脾病。"呼"字功与脾脏相应，口吐"呼"字具有泄出脾脏之浊气、调理脾胃功能的作用，具有健脾和胃、消食导滞的功效。"呼"字功健脾，具有健脾益气之功，在练习六字功时重点练习"呼"字功，可防治足太阴脾经循行经过部位的疾病，可用于腹泻、腹胀、皮肤水肿、肌肉萎缩、脾胃不和、消化不良、食欲不振、女子月经病、四肢疲乏等病证的治疗，适用于肿瘤证属脾胃气虚夹痰湿患者，消化道肿瘤患者尤为适宜。

（4）"呬"字功补肺病。"呬"字功与太阴肺之气相应，口吐"呬"字有疏通太阴经脉、调和全身气机的作用，具有宣肺化痰、止咳利咽的功效。"呬"字功可用于外感伤风、发热咳嗽、痰涎上涌、背痛怕冷、呼吸急促而气短、尿量少等病症的治疗。"呬"字功养肺气，在练习六字功时重点练习"呬"字功，可以防治手太阴肺经循行经过部位的疾病，适用于肿瘤证属肺气虚、呼吸不畅患者。

（5）"吹"字功治肾病。"吹"字功与少阴肾之气相应，口吐"吹"字有疏通少阴经脉、调和全身气机的作用，具有补肾壮腰、调和全身气血的功效。"吹"字功对于腰腿无力或冷痛，目涩健忘，潮热盗汗，头晕耳鸣，男子遗精、阳痿早泄，女子梦交或子宫虚寒，牙动摇，头发脱落等有较好的疗效。"吹"字功补肾气，在练习六字功时重点练习"吹"字功，可以防治足少阴肾经循行经过部位的疾病，适用于肿瘤证属肾虚者。

（6）"嘻"字功理三焦。"嘻"字功可理三焦气，口吐"嘻"字有疏通少阳经脉、调和全身气机的作用。"嘻"字功可防治三焦不畅而引起的疾病，在练习六字功时重点练习"嘻"字功，可防治手少阳三焦经循行经过部位的疾病，适用于伴随眩晕、耳鸣、喉痛、胸腹胀闷、小便不利等症状的肿瘤患者。

综上所述，六字功利用声波的穿透性、折射性，带动内气行走，以意领气，以意催声，声气结合，意到、声到、气到，形成强大的能量场，达到独特的疗效。研究发现，次声波频率在0.0001~20Hz之间的字音，就能够在人体内传播，穿透体内病态组织（细胞），使病灶组织内闭塞的血管重新开放，并推动其血液流动，从而改善病态组织内的血液循环。长期练习六字功，就会形成一股强大的气流，这种音频气流会使身体气脉产生震动，除血流速度加快以外，血液黏稠度会下降，血球悬浮，调控肿瘤微环境中的细胞外基质、基质细胞（成纤维细胞、浸润性免疫细胞、脂肪细胞等），调动和增强机体免疫力，抑制肿瘤生长，或者促使病变组织（细胞）向正常细胞转化。

第五节　中医经络养生方法与肿瘤预防

经络是联结五脏六腑与四肢百骸的网线与桥梁，构成了一张大网。身体哪里有病，这张网上会有相应的铃响起报警。"有诸病于内，必形于外"，身体罹患肿瘤，也会在经络网上预警，所以，保养人体经络是养生治病的最好捷径之一。

一、刮痧

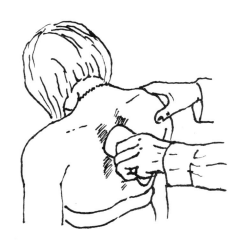

1. 刮痧养生特点

在旧石器时代，人们患病时，出于本能，用手或者石片抚摩、捶击身体表面的某一部位，有时竟然能使疾病得到缓解。通过长期的实践与积累，逐步形成了砭石治病的方法，这就是"刮痧"疗法的雏形。元代医学家危亦林在1337年撰成的《世医得效方》中记载了这一疗法。刮痧使体内的痧毒，即体内的病理产物得以外排，从而达到治愈痧证的目的，因很多病证刮拭过的皮肤表面会出现红色、紫红色或暗青色的类似"沙"样的斑点，人们逐渐将这种疗法称为"刮痧疗法"。

刮痧疗法发展到今天已经成为一种适应病种非常广泛的自然疗法。早在明代医学家张凤逵的《伤暑全书》中，对于痧症这个病的病因、病机、症状都有具体的描述。他认为，毒邪由皮毛而入的话，就可以阻塞人体的脉络，阻塞气血，使气血流通不畅；毒邪由口鼻吸入的时候，就阻塞络脉，使络脉的气血不通。

经络瘀滞必须用刮痧放血的办法来治疗。运用刮痧疗法，将刮痧器皿在表皮经络穴位上进行刮治，直到皮下出血凝结成像米粒一样的红点为止。通过发汗使汗孔张开，痧毒随即排出体外，从而达到治愈的目的。

刮痧部位大多为气血汇聚之所，该处皮肤可能隐藏着某些免疫功能较强的免疫组织，由于人们的手足平时很少触及这些部位，故这些免疫组织中的免疫细胞经常处于休息状态，通过刮痧刺激该处的免疫组织并促进该处的血液循环，受到刺激的免疫细胞便可随着血液散布到全身各处，使病变的器官、细胞得到营养和氧气补充，恢复人体自身的抗病能力。

2. 刮痧养生要领

使用刮痧疗法，讲究补泻手法。针对不同的个体体质与具体病机，选用不同的刮拭手法。刮拭手法，临床上分为补法、泻法、平补平泻法3种基本手法。

（1）补法：采用压力小、速度慢、顺着经络气血运行方向刮拭的手法，有扶助正气以祛邪的作用。常用于年老、体弱、久病、重病或形体瘦弱者。

（2）泻法：采用压力大、速度快、逆着经络气血运行方向刮拭的手法，有祛除邪气致正气自复的作用。常用于年轻、体壮、新病、急病或形体壮实者。

（3）平补平泻法：有"压力大，速度慢"刮拭法、"压力小，速度快"刮拭法、"压力中等，速度适中"刮拭法、沿着经络循行路线来回刮拭法4种手法。在实践中，可根据个体病情和体质而灵活选用。平补平泻法介于补法和泻法之间，常用于正常人保健或虚实兼见证的康复。

刮痧有时间限制，一般每个部位刮15~30次，以3~5分钟为宜；局部病变或者局部保健一般在20~30分钟之间，全身整体刮痧宜在40~50分钟之间。第一次刮痧治疗完毕，出痧部位应待痧消退后，方可进行第二次治疗。痧消退的时间与患者体质、病情、出痧部位及刮痧次数有直接的关系，一般5~7天，因此，两次刮痧治疗应间隔5~7天。为促进痧的消退，在两次刮痧治疗之间可进行保健刮痧。如需连续治疗，可选其他部位的穴区刮拭。

在刮痧的过程中，皮肤表面出现红紫瘀斑现象称为"出痧"，是一种正常反应，这种瘀斑数天后自行消失。瘀斑颜色的浅深表示出痧的情况，也提示病情的轻重，一般出痧较少、色浅的病情较轻，出痧较多、色深的病情较重。

3. 刮痧养生保健作用与肿瘤防治

皮肤是人体最大的免疫系统，其包括免疫细胞和免疫分子两部分，它们形成一个复杂的网络系统，并与体内其他免疫系统相互作用，共同维持着皮肤微环境和体内环境的稳定。皮肤免疫细胞包括淋巴细胞、朗格汉斯细胞、内皮细胞、巨噬细胞、真皮树突状细胞及角朊细胞等，其中郎格汉斯细胞能识别、结合和处理侵入皮肤的抗原，并把抗原传送给T细胞，是皮肤免疫功能的重要细胞；角朊细胞能产生白细胞介素（IL）IL-1、IL-6、IL-7、IL-8、IL-10、α-肿瘤坏死因子、集落刺激因子及生长因子等多种细胞因子。皮肤免疫系统可通过生物信息与特定的脏腑联系，影响整个系统乃至全身的机能平衡，在肿瘤防治中起着重要作用。

刮痧通过信息调整调节免疫功能。通过作用于体表特定部位的各种刺激，产生一定的生物信息，通过信息传递系统输入有关脏器，对失常的生物信息加以调整，从而起到对病变脏器的调整作用。如用刮法、点法、按法刺激足三里穴，输入调整信息，可对垂体、肾上腺髓质功能有良性调节作用，提高免疫能力，同时调节肠运动。研究发现，刮痧可使机体自然杀伤细胞活性、IL-2水平得到明显提高，刮痧可诱导和增强细胞因子干扰素（IFN）IFN-α/β、IL-1和IL-2的水平和活性，能促进NK细胞活化，增强机体抗肿瘤能力。

刮痧通过活血解毒提高机体抵抗力。气血（通过经络系统）的传输对人体起着濡养、温煦等作用。刮痧作用于肌表，使经络通畅。气血通达，则瘀血化散，凝滞固塞得以崩解消除，全身气血通达无碍。刮痧过程（用刮法使皮肤出痧）可使局部组织高度充血，血管神经受到刺激而使血管扩张，血流及淋巴液流速加快，吞噬作用及搬运力量加强，使体内废物、毒素加速排除，增强了全身抵抗力，可以减轻病势，促进康复。现代医学认为，刮痧过程中毛细血管破裂形成的瘀血斑不久即能溃散，而起自体溶血作用，形成一种良性的弱刺激过程，可以刺激机体免疫机能。研究发现，在免疫抑制（环磷酰胺造模）家兔动物模型中，在足太阳膀胱经循行路线上开展背部刮痧能够有效促进局部皮肤CD_{80}、波形蛋白的表达，从而调节免疫抑制家兔的局部免疫功能。刮痧可提高机体CD_3、CD_4、CD_4/CD_8值、NK细胞、淋巴因子激活的杀伤细胞活性，提高抗肿瘤能力。

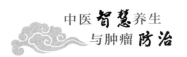

二、火疗

1. 火疗养生特点

远古时代祖先们在烘烤食物、取暖的过程中发生灼伤，结果使原有病痛减轻或消失，于是主动使用火烤灼以治疗更多的病痛，这便是火疗的起源。现在最早记载火疗的是长沙马王堆三号墓出土的帛书《十一脉灸经》中的"足臂十一脉灸经"和"阴阳十一脉灸经"。

火疗，是依据我国传统医学脏腑理论、经络学说、气血理论等，在熏蒸疗法、热敷疗法、火烧疗法基础上发展起来的外治法。该法是在温热毛巾的隔离下，将乙醇按照人体经络走向，在体表进行燃烧，借助火的能量对机体进行刺激，产生应激反应后，使人体进入自我修复、自我调理状态的一种疗法。利用火在人体体表燃烧的温热效应，将毛孔打开，血液运行加速后涂上方证对应的中药制剂，使药物迅速渗透，直达病灶。在"火"与"药"的双重作用下，疏通全身经络，调动全身气血，激活阳气，增强脏腑功能，祛除机体内风、寒、湿、热、毒等病邪，从而达到有病治病、无病强身保健的作用。

2. 火疗养生要领

（1）饭后一小时才能做火疗，不宜在空腹状态下做火疗。

（2）火疗前后饮用较多温开水，做完后不能喝冷饮和吃生冷的东西。

（3）火疗后平躺45分钟，头脚成一条直线，做完背部火疗不能睡枕头。

（4）火疗后不能直接对着空调吹或吹风扇，夏天6小时内，冬天12小时内不能洗浴。

（5）"先烧阴，后烧阳"。腹部为阴，背部为阳。先烧腹部，后烧背部，为小周天；烧全身，为大周天。

3. 火疗养生功效

火疗虽然受启于灸疗和针灸，但它没有灸疗和针疗的痛苦，而且它比灸疗、针疗更完美，操作时患者会有一种从未体验过的舒服感，并且会深深地喜欢上它，因为它不仅运用了灸疗的经络热效应作用原理，还综合了针疗当中的贴敷法，即药气经经络穴位渗透作用于全身。同时，全身燃烧时，贴敷膏药里的药物成分通过呼吸系统进入体内从而达到疏通筋络，增强血管、淋巴、神经组织代谢的作用。

火疗集治疗与保健于一体。此疗法通过与皮肤广泛接触进行加热、浸润、渗透，使中药制剂有效成分透过真皮渗透到肌肉、骨骼及血液中去，直达病灶部位；可作用于全身各部位和全身穴位，无明显副作用。

火疗，最适合风、寒、湿性体质及阳虚之体，热证、阴虚者若进行大面积的火疗，很有可能会加重内热而导致上火。因此，务须依据机体的不同体质来采用不同的调理方式。

实施火疗，一般不受季节的影响。春季火疗行气通络，夏季火疗开阳升举，秋季火疗扶助阳气，冬季火疗温经散寒。做完火疗，如出现皮肤瘙痒、起红疹、身体酸胀、疲劳欲睡等反应，可能预示着病情好转，建议在医生指导下辨证治疗。

4. 火疗养生保健作用与肿瘤防治

皮肤是人体最大的免疫系统，其免疫系统可通过生物信息与特定的脏腑联系，影响整个系统乃至全身的机能平衡，在肿瘤防治中起着重要作用。

火疗具有温经散寒、化痰祛瘀功效，有利于消除肿瘤。"阳化气，阴成形"，肿瘤的本质是阳气不足、阴寒积聚，阳气不足、对阴邪已经不能形成有效化解是肿瘤形成的重要原因，当扶阳、散寒、祛瘀。火疗时经过加热与皮肤广泛接触、浸润，药物透过表皮，由真皮吸收渗透到体内的肌肉、骨骼及血液中去，直达病灶，具快速调理和辅助调理疾病的神奇功效，能调整整个神经系统，有效激活体内细胞，具有温阳通络、活血化痰、散寒止痛的作用，具有较好的防治肿瘤的功效。

火疗通过信息调整调节免疫功能。其通过温热刺激以能量传递方式作用于体表的特定部位，产生一定的生物信息，通过信息传递系统输入有关脏器，对失常的生物信息加以调整，从而起到调整病变脏器的作用。火疗能温阳，能激发人体正气，提高抗病能力。研究发现，足三里、关元、大椎等穴位火疗可提高机体NK细胞活性、IL-2水平，增强细胞因子IFN- α / β 、IL-1和IL-2的水平和活性，能促进NK细胞活化，增强机体抗肿瘤能力。

三、推拿

1. 推拿养生

早在原始社会时期，人类以狩猎和采摘野果为生，生产、生活中的身体伤害来自肢体碰撞，荆棘划伤，肌肉劳损，关节风湿等。在医疗匮乏的时代，人类每感到酸楚、不适、疼痛时，人与人之间可通过相互抚摸的肢体语言达到安

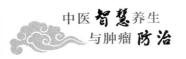

慰心灵和交流的目的。如若身体某处慢性疼痛不适，人们往往也会不由自主地通过按摩、捏揉、拍打该部位来达到减轻或清除疼痛的目的。

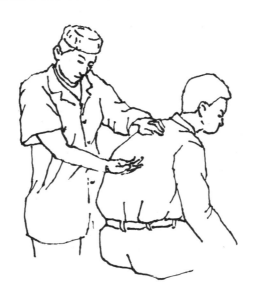

推拿养生防病在几千年前就受到中国医学家及养生学家的高度重视。如《黄帝内经》中就指出："按摩勿释，著针勿斥，移气于不足，神气乃得复。"说明在秦汉时期推拿已成为医疗和养生的重要手段。隋代的《诸病源候论》每卷之末都附有导引按摩之法，自我按摩在当时十分盛行，按摩疗法重视预防，注意发挥患者与疾病作斗争的主观能动性。隋唐时期，在人体体表施行按摩手法时，涂上中药制成的膏，于是，一种既可防止患者表皮破损，又可使药物和手法作用相得益彰的膏摩方法开始出现。著名医学家孙思邈十分推崇按摩导引，他在《千金要方·养性》中提及："按摩日三遍，一月后百病除，行及奔马，此是养生法。"孙氏此论，既是对唐代以前养生学的继承，又是他自己经验的总结，对后世的影响很大。

2. 推拿养生要领

推拿手法有一定的规范动作和技术要领，具有持久、有力、均匀、柔和、深透的基本要求。力量通过手法的作用由皮肤、肌肉渗透到体内，切实达到手到病除的目的。在实际操作过程中，要保持动作的连贯性，力量的持久性，时间的连续性，作用的有效性，使被治疗的部位能产生感应。例如：在采用指按法时，按压力的方向要垂直向下，用力要由轻到重，稳而持续，使刺激感充分达到机体深部组织，切忌用迅猛的暴力，按法结束时，不宜突然放松，应逐渐递减按压的力量；采用抖法时，用力要自然，抖动幅度要小，但频率要快，一般抖动幅度在3~5cm，上肢抖法频率一般每分钟200次，下肢抖法频率一般每分钟100次，患者一定要放松肢体才能进行治疗。当然，推拿不仅限于手操作，也可以用脚、前臂肘等，或借助专门的推拿器具进行，有时还可辅以特制的药膏，如按摩膏、按摩乳、冬青油、红花油、麻油、滑石粉或其他润滑剂等介质。推拿手法常见的有推法、按法、一指禅法、揉法、拿法、摇法、击法、扳法等。无论何种推拿手法，均要求力度均衡，有鲜明的节奏性，并且协调稳健，不可生硬粗暴。必要时可采用复合手法来治疗，如：损伤处于急性出血期，在紧急处理时，可运用推拿中的按压类手法。此处应该特别注意，在机体急性损伤期，切不可运用推拿手法中的摆动类手法、摩擦类手法，此类手法会加重局部微小血管的损伤，不利于伤部愈合。如隔天或更久活动性出血停止，此时可进行物理机械刺激，提高局部痛阈，加强组织的气血流动，以达到经络舒展通畅、病痛缓解的目的。

3. 推拿养生保健作用与肿瘤防治

推拿养生主要是通过对身体的局部刺激，促进整体新陈代谢，从而调整人体各部分功能的协调统一，保持机体阴阳相对平衡，以增强机体的自然抗病能力。推拿按摩可治疗风、寒、暑、湿、饥、饱、劳、逸等所致疾病。推拿按摩具有方便易得、易于掌握、适用范围广等特点，其理论不断得到完善，推拿技术不断发展创新，推拿在养生方面的贡献也在不断丰富发展。

推拿养生主要机制在于推拿可以舒筋通络，缓急止痛；疏通经络，行气活血；理筋整复，滑利骨节；补益肾气，调理脾胃；延缓衰老，聪耳明目；扶正祛邪，调整阴阳。如此几个方面的作用，完整全面地阐释了推拿在养生方面的独到功效。《寿世传真》中提道："延年却病，以按摩导引为先。"正确地运用推拿手法及理念进行养生保健，可真正达到"正气存内，邪不可干"。

推拿按摩预防肿瘤的作用机理主要有以下几点：①疏通经络。打通人体任督二脉，打通周身经络，开穴通络，恢复身体阴阳平衡。如按揉足三里、推脾经可促进血液、淋巴循环及组织间的代谢过程，以协调各组织、器官间的功能，使机能的新陈代谢水平有所提高。②调和气血。气血流畅，则无聚无癌，推拿手法的机械刺激，通过将机械能转化为热能的综合作用，提高局部组织的温度，促使毛细血管扩张，改善血液和淋巴循环，使血液黏滞性降低，降低周围血管阻力，减轻心脏负担，故可防治心血管疾病和癌症。③提高机体免疫功能。推拿通过作用于体表特定部位的各种刺激，产生一定的生物信息，通过信息传递系统输入有关脏器，对失常的生物信息加以调整，从而起到对病变脏器的调整作用，如推拿足三里，输入调整信息，可对垂体、肾上腺髓质功能有良性调节作用，提高免疫能力。推拿可使机体NK细胞活性、IL-2水平得到明显提高，诱导和增强细胞因子IFN-α/β、IL-1和IL-2的水平和活性，能促进NK细胞活化，增强机体抗肿瘤能力。

第六节　中医辨识体质养生与肿瘤防治

　　《黄帝内经》对体质进行了较为全面、系统的阐述，初步形成了中医体质分类的理论框架。后世关于体质分类的论述散见于不同时期不同医家的著作之中，近年来王琦教授的"体质九分法"及其《中医体质分类与判定标准》被广泛应用于健康评估、养生保健、医疗干预。王琦教授指出体质分为九种，其中平和体质者饮食好、睡眠好、性格开朗、社会和自然适应能力强，此种体质的人身体健康，不易患病，为体质养生的目标。

一、平和体质生物养生法

1．体质特点
　　①形体特征：体形匀称健壮。②常见表现：面色、肤色润泽，头发稠密、有光泽，目光有神，鼻色明阔，嗅觉、味觉正常，唇色红润，不易疲劳，精力充沛，耐受寒热，睡眠良好，食欲良好，大小便正常。③心理特征：性格随和开朗。④对外界环境适应能力：对自然环境和社会环境适应能力较强。

2．重点人群
　　男性多于女性。年龄越大，平和体质的人越少。

3．患病倾向
　　不易得病。

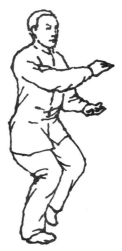

4．养生方法
　　平和体质者日常养生应采取中庸之道，吃得不要过饱，也不能过饥，不吃得过冷也不吃得过热。适当吃一些五谷杂粮、蔬菜瓜果，少食过于油腻及辛辣之物。运动方面，年轻人可选择一些强度大的运动，比如跑步、打球，老年人则适当散步、打太极拳。

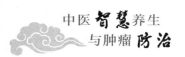
二、阴虚体质生物养生法

1. 体质特点

①形体特征：体形瘦长。②常见表现：经常感觉身体、脸上发热，耐受不了夏天的暑热，皮肤干燥，经常感到手脚心发热，面颊潮红或偏红，常感到眼睛干涩，经常口干咽燥，容易失眠，经常大便干结。③心理特征：性情急躁，外向、好动、活泼。④发病倾向：易患咳嗽、糖尿病、闭经、发热等。⑤对外界环境适应能力：平时不耐暑热干燥，耐受冬季，不耐受夏季。

2. 重点人群

在多风、干燥、强紫外线辐射的西部地区生活的人容易产生这种体质。多见于年轻人，这也与他们喜欢吃煎炸、烧烤的食物或嗜好烟酒及生活压力大有关。

3. 养生原则

补阴清热，滋养肝肾，阴虚体质者关键在补阴；五脏之中，肝藏血，肾藏精，同居下焦，所以，以滋养肝肾二脏为要。

4. 养生方法

①精神调养：此体质之人性情较急躁，常常心烦易怒，这是阴虚火旺，火扰神明之故，故应遵循《黄帝内经》中"恬淡虚无""精神内守"之养神大法。平时宜克制情绪，遇事要冷静，正确对待顺境和逆境。可以通过练书法、下棋来怡情悦性，通过旅游来寄情山水、陶冶情操。平时多听一些曲调舒缓、轻柔、抒情的音乐，避免恼怒。②环境调摄：此种人体形多瘦小，而瘦人多火，常手足心热，口咽干燥，畏热喜凉，冬寒易过，夏热难受，故在炎热的夏季应注意避暑，避免熬夜、剧烈运动和在高温酷暑下工作，中午保持一定时间的午休。③运动调养：只适合选择中小强度、间断性的运动锻炼身体，可选择太极拳、太极剑等。锻炼时要控制出汗量，及时补充水分。④饮食调养：应保阴潜阳，饮食宜清淡，远肥腻厚味、燥烈之品，少食羊肉、韭菜、辣椒、葱、蒜、葵花子等性温燥烈的食物；多吃甘凉滋润的食物，比如芝麻、糯米、蜂蜜、瘦猪肉、鸭肉、乳品、甘蔗、鱼类、绿豆、冬瓜、百合等。⑤节制性欲：因为精属阴，阴虚者当护阴，而性生活太过伤精，应节制性生活。⑥药物治疗：肺阴虚者，宜服百合固金汤；心阴虚者，宜服天王补心丸；肾阴虚者，宜服六味地黄丸；肝阴虚者，宜服一贯煎；其他滋阴生津中药女贞子、山茱萸、

旱莲子亦可选用。滋阴茶：石斛10g、西洋参6g、麦冬10g。

三、阳虚体质生物养生法

1. 体质特点

①形体特征：肌肉不健壮。②常见表现：手脚发凉，胃部怕冷，衣服比别人穿得多，耐受不了冬天的寒冷，夏天耐受不了空调房间的冷气，喜欢安静，吃（喝）凉的东西总会感到不舒服，容易大便稀溏，小便颜色清、量多。③心理特征：性格多沉静、内向。④发病倾向：发病多为寒证，易患泄泻、阳痿等。⑤对外界环境适应能力：不耐受寒邪，耐受夏季，不耐受冬季，易感湿邪。

2. 易患人群

我国东北地区多见，可能与东北寒燥的天气有关，女性明显多于男性。长期偏嗜寒凉食物也会形成这种体质。

3. 养生原则

祛阳祛寒，温补脾肾，阳虚者关键在补阳。五脏之中，肾为一身的阳气之根，脾为阳气生化之源，故当着重补之。

4. 养生方法

①精神调养："肝气虚则恐""心气虚则悲"，故而阳气不足者常表现出情绪不佳，易于悲伤、恐惧，必须加强精神调养，要善于调节自己的情绪，去忧悲、防惊恐、和喜怒，消除不良情绪的影响。多听一些激扬、高亢、豪迈的音乐。②环境调摄：此种体质者多形寒肢冷，喜暖怕凉，耐春夏而不耐秋冬，故阳虚体质者尤应注重环境调摄，提高人体抵抗力。做好"防寒保暖"，夏季不要在外露宿，不要让电风扇直吹，亦不要在树荫下停留过久，即使再热的暑天，也不能在空调房间里多待。秋冬注意防寒保暖，尤其要注意足下、背部及下腹丹田部位。③加强体育锻炼：因为"动则生阳"，每天进行1~2次，具体项目因体力而定，可做一些舒缓柔和的运动，如慢跑、散步、打太极拳、做广播操。自行按摩气海、足三里、涌泉等，或经常灸足三里、关元，可适当洗桑拿、温泉浴。④饮食调养：多食甘温益气的食品，如牛肉、羊肉、鸡肉、葱、姜、蒜、花椒、鳝鱼、韭菜、辣椒、胡椒等；少食生冷寒凉食物，如黄瓜、藕、梨、西瓜等。根据"春夏养阳"的法则，夏日三伏，每伏可食羊肉附子汤一次，配合天地阳旺之时，以壮人体之阳。⑤药物治疗：偏心阳虚者，宜用桂

枝加附子汤；偏脾阳虚者，选理中汤；偏肾阳虚者，宜服金匮肾气丸。补阳饮：淫羊藿10g，人参花6g。

四、气虚体质生物养生法

1. 体质特点

①形体特征：肌肉不健壮。②常见表现：呼吸短促，容易接不上气；喜欢安静，不喜欢说话，说话声音低弱，容易感冒，常出虚汗，经常感到疲乏无力。③心理特征：性格内向，情绪不稳定，胆小，不喜欢冒险。④发病倾向：平时体质虚弱，易患感冒；或发病后因抗病能力弱而难以痊愈；易患内脏下垂。⑤对外界环境适应能力：不耐受寒邪、风邪、暑邪。

2. 易患人群

气虚体质者多分布在我国西部、东部地区，可能与西部地区高海拔、低气压，以及东部地区冬季长、春秋气温比较低有关。待业在家的人、学生和长期从事体力劳动的人也容易气虚。

3. 养生原则

补气养气，因肺主一身之气，肾主纳气藏元气，脾胃为"气生化之源"，故脾、胃、肺、肾皆当温补。

4. 养生方法

①饮食调养：多吃具有益气健脾作用的食物，如黄豆、白扁豆、鸡肉、泥鳅、香菇、大枣、桂圆、蜂蜜、大麦、山药、籼米、粳米、糯米、小米、黄米、马铃薯、大枣、香菇、鸡肉、鹅肉、兔肉、鹌鹑、牛肉、青鱼、鲢鱼；少食具有耗气作用的食物，如槟榔、空心菜、生萝卜等。②药物养生：平素气虚之人宜常服益气健脾金匮薯蓣丸。脾气虚，宜选四君子汤，或参苓白术散；肺气虚，常自汗、感冒者，可服玉屏风散预防；肾气虚，多服肾气丸。补气饮：人参花、玫瑰花各5g，黄芪30g。③运动调养：以柔缓运动如散步、打太极拳等为主，不宜做大负荷和出汗量大的运动，忌用猛力和长久憋气。平时可按摩足三里。④导引锻炼：肾为元气之根，故气虚宜做养肾功，其功法如下。

屈肘上举：端坐，两腿自然分开，双手屈肘侧举，手指伸直向上，与两耳平。然后，双手上举，以两胁部感觉有所牵动为度，随即复原，可连做10次。本动作对气短、吸气困难者，有缓解作用。

抛空：端坐，左臂自然屈肘，置于腿上，右臂屈肘，手掌向上，做抛物动作3~5次，然后，右臂放于腿上，左手做抛物动作，与右手动作相同，每天可做5遍。

荡腿：端坐，两脚自然下垂，先慢慢左右转动身体3次，然后，两脚悬空，前后摆动10余次。本动作可以活动腰、膝，具有益肾强腰的功效。

摩腰：端坐，宽衣，将腰带松开，双手相搓，以略觉发热为度。再将双手置于腰间，上下搓摩腰部，直到腰部感觉发热为止。搓摩腰部，实际上是对腰部命门、肾俞、气海俞、大肠俞等穴的按摩，而这些穴位大多与肾脏有关。待搓至发热之时，可起到疏通经络、行气活血、温肾壮腰之作用。

"吹"字功：直立，双脚并拢，两手交叉上举过头，然后弯腰，双手触地，继而下蹲，双手抱膝，心中默念"吹"字音，可连续做10余次，属于六字功中的"吹"字功，常练可固肾气。

五、血瘀体质生物养生法

1. 体质特点

①形体特征：瘦人居多。②常见表现：皮肤常在不知不觉中出现紫瘀斑（皮下出血），皮肤常干燥、粗糙，常常有疼痛感，面色晦暗或有色素沉着、黄褐色斑块，眼眶经常黯黑，眼睛经常有红血丝（充血），刷牙时牙龈容易出血。③心理特征：容易烦躁，健忘，性情急躁。④发病倾向：易患出血、中风、冠心病等。⑤对外界环境适应能力：不耐受风邪、寒邪。

2. 易患肿瘤倾向

多见于疾病久治不愈、反复发作者，气血津液运行不畅，局部逐渐淤积，瘀血、痰浊、癌毒结而形成肿块，可以发生在脏腑、形体、经络、九窍的任何部位，与肝癌、肺癌、胃癌、鼻咽癌、食管癌、妇科肿瘤等多种肿瘤发病有一定关系。

3. 养生原则

活血祛瘀，疏通血络。血瘀由阴虚引起当滋阴化瘀，血瘀由气滞引起当理气化瘀。

4. 养生方法

血瘀体质者的病因与气血瘀滞有关。气血一旦瘀滞，既可能化寒，也可能化热，甚至与痰瘀相杂为患。养生根本之法在于活血化瘀。最好注意调整自身气血，吃一些活血类型的食物或补药，多做有利于心脏血脉的运动，调整自身

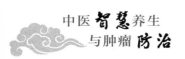

心理状态，保持身体和心理的健康。保持足够的睡眠，但不可过于安逸。

①运动锻炼：多做一些有助于促进气血运行的运动，如各种舞蹈、太极拳、八段锦、动桩功、长寿功、内养操、保健按摩术等，以全身各部都能活动，以助气血运行为原则，达到缓解疼痛、稳定情绪、增强人体功能的目的。血瘀体质的人在运动时如出现胸闷、呼吸困难、脉搏显著加快等不适症状时应停止运动，去医院检查。②饮食调理：可常食桃仁、山楂、黑木耳、油菜、慈姑、黑大豆等具有活血祛瘀作用的食物。痰瘀胶结可食用莲藕、洋葱、蘑菇、香菇、猴头菇、木耳、海带、葛根、魔芋、金针菇、猪心、菠萝、橘仁、山楂、菱角、余甘子、刺梨等。血瘀体质伴气滞宜选用有行气散结功能的饮食，例如玫瑰花、白萝卜、柑橘、大蒜、生姜、茴香、桂皮、丁香、山楂、桃仁、韭菜、黄酒、红葡萄酒、洋葱、银杏、柠檬、柚子、金橘、茉莉花等。酒可少量常饮，米醋可多适量饮用，忌吃味精，避免血黏度增高，加重血瘀的程度；不宜多吃肥肉、奶油、鳗鱼、蟹黄、蛋黄、鱼籽、巧克力、油炸食品、甜食，防止血脂增高，阻塞血管，影响气血运行；不宜喝冷饮，避免影响气血运行。③药物养生：可选用活血养血之品，如地黄、丹参、川芎、当归、五加皮、地榆、续断、茺蔚子等，可服用桂枝茯苓丸等。畅气活血饮：玫瑰花、桃仁各9g，红雪花5g。④精神调养：血瘀体质在精神调养上，要培养乐观的情绪。精神愉快则气血和畅，营卫流通，有利于血瘀体质的改善；反之，苦闷、忧郁则可加重血瘀倾向。

六、痰湿体质生物养生法

1. 体质特点

①形体特征：体形肥胖，腹部肥满、松软。②常见表现：出汗多而黏腻，手足心潮湿、多汗，常感到肢体酸困沉重、不轻松，面部经常有油腻感，嘴里常有黏黏的或甜腻的感觉，平时痰多。③心理特征：性格温和，处事稳重，为人恭谦，多善忍耐。④发病倾向：易患糖尿病、中风、眩晕、咳喘、痛风、高血压症、冠心病等。⑤对外界环境适应能力：对梅雨季节及湿环境适应能力差。

2. 易患肿瘤倾向

各种肿瘤的形成亦与痰湿关系密切，多见于肺癌、消化道肿瘤、乳腺癌、鼻咽癌、妇科肿瘤、淋巴瘤、骨肉瘤、脑瘤、胃肠间质瘤等。

3．养生原则

化痰祛湿。痰湿之生，与肺、脾、肾三脏关系最为密切，故重点在于调补肺、脾、肾三脏。若因肺失宣降，津失输布，液聚生痰者，当宣肺化痰；若因脾不健运，湿聚成痰者，当健脾化痰；若肾虚不能制水，水泛为痰者，当温阳化痰。

4．养生方法

①环境调摄：不宜居住在潮湿的环境里，买房子的时候尽量不要买低楼层，或者临近水边的房子；在阴雨季节，要注意湿邪的侵袭；衣着应透气散湿，经常晒太阳或进行日光浴。②饮食调理：饮食以清淡为原则，少食肥肉及甜、黏、油腻的食物；可多食葱、蒜、海藻、冬瓜、萝卜、金橘、扁豆、薏苡仁、红小豆、芥末等食物。酒类也不宜多饮，切勿过饱。③运动锻炼：痰湿之体质，多形体肥胖，身重易倦，故应长期坚持体育锻炼，多进行户外活动，如散步、慢跑、球类运动、游泳、武术、八段锦、五禽戏，以及各种舞蹈均可选择。活动量应逐渐增强，让松弛的皮肉逐渐转变成结实、致密之肌肉。④导引方面：以动桩功、保健功、长寿功为宜，加强运气功法。⑤药物养生：可服用化痰祛湿方，常用药物有白术、苍术、黄芪、防己、泽泻、荷叶、橘红、生蒲黄、大黄、鸡内金。若因肺失宣降引起的液聚生痰者，当宣肺化痰，方选二陈汤；若因脾不健运引起的湿聚成痰者，当健脾化痰，方选六君子汤，或香砂六君子汤；若肾虚不能制水引起的水泛为痰者，当温阳化痰，方选金匮肾气丸。

七、湿热体质生物养生法

1．体质特点

①形体特征：偏胖或苍瘦。②常见表现：面部和鼻尖总是油光发亮，易生粉刺、疮疖，常感到口苦、口臭或嘴里有异味，经常大便黏滞不爽，小便有发热感，尿色发黄，女性常带下色黄，男性阴囊总是潮湿、多汗。③心理特征：多急躁、易怒。④发病倾向：易患疮疖、黄疸、火热等病证。⑤对外界环境适应能力：对湿环境或气温偏高，尤其夏末秋初，湿热交蒸的气候较难适应。

2．易患肿瘤倾向

多见于前列腺癌、消化道肿瘤、乳腺癌、鼻咽癌、妇科肿瘤、淋巴瘤、骨肉瘤、脑瘤、胃肠间质瘤等，与常吃热量高的食物，喜食煎炸、烧烤的食物及嗜好烟酒有关。

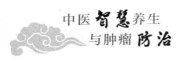

3. 养生原则

化湿清热，使湿热分消。湿易阻遏气机运行，久则郁而化火，火热则耗气伤津，因此当以化湿清热为主，做到化湿不伤阴，清热不伤阳。

4. 养生方法

①环境调摄：不宜居住在潮湿不通风的环境里，在长夏季节，要注意湿热邪的侵袭，衣着应透气、易散湿热。②起居养生：忌讳熬夜，熬夜伤肝胆，影响肝胆之气的升发，容易生湿热。③饮食调理：饮食以清淡为原则，多吃甘寒、甘平的食物，如绿豆、空心菜、苋菜、芹菜、丝瓜、赤小豆、扁豆、薏苡仁、冬瓜、藕、西瓜等食物。酒类不宜，食物中湿热之性最大的莫过于酒，切勿过饱。④运动锻炼：适合做强度大、运动量大的运动，如中长跑、游泳、爬山、各种球类运动、武术、五禽戏，以及各种舞蹈。⑤药物养生：可服用藿香、车前草、淡竹叶、滑石、溪黄草、鸡骨草、木棉花等祛湿热的药物，或者服六一散、清胃散、甘露消毒丹等中成药。

八、气郁体质生物养生法

1. 体质特点

①形体特征：瘦者为多。②常见表现：常感到闷闷不乐、情绪低沉，易紧张，焦虑不安，多愁善感或容易受到惊吓，常感到乳房及两胁部胀痛，常有胸闷的感觉，经常无缘无故地叹气，容易心慌、心跳快，喉部经常有堵塞感或异物感，容易失眠。③心理特征：性格内向，情绪不稳定，忧郁脆弱，敏感多疑。④发病倾向：易患失眠、抑郁症、神经症等。⑤对外界环境适应能力：对精神刺激适应能力较差，不喜欢秋冬天和阴雨天。

2. 易患肿瘤倾向

多见于甲状腺癌、肝癌、乳腺癌、胰腺癌、妇科肿瘤、脑瘤、胃肠间质瘤等，与生活节奏快、压力大，人们容易情感压抑、情志不畅有关，女性明显多于男性。

3. 养生原则

疏肝理气解郁。气郁在先，瘀滞为本，故气郁体质者首当疏通气机。气郁引起血瘀，当佐以活血化瘀法；伴随心神失养，当养心安神；伴随心肾阴虚，当滋养心肾。

4．养生方法

①调摄情志：气郁体质者性格多内向，缺乏与外界的沟通，情志不达时精神便处于抑郁状态，所以，气郁体质者的养生法重在心理健康和精神调养。根据《黄帝内经》"喜胜忧"的原则，应主动寻求快乐，多参加社会活动、集体文娱活动，常看喜剧、滑稽剧，以及富有鼓励、激励意义的电影、电视，听相声，勿看悲剧、苦情剧。多听轻快、开朗、激动的音乐，以提高情志。多读积极的、鼓励人的、富有乐趣的、展现美好生活前景的书籍，以培养开朗、豁达的心境。在名利上不计较得失，胸襟开阔，不患得患失，知足常乐。多结交朋友，及时向朋友倾诉不良情绪。②运动调理：机体的各种生理活动，实质上都是气在人体内运动的具体体现。当气不能外达而结聚于内时，便形成"气郁"，运动可使机体气血流通，特别是户外运动，锻炼的同时又能欣赏自然美景，调畅情志。尽量增加户外活动，可坚持较大量的运动锻炼，如跑步、登山、游泳、练武术等。另外，要多参加集体性的活动，解除自我封闭状态。导引方面，以强壮功、保健功、动桩功为宜，着重锻炼呼吐纳功法，以开导瘀滞。③饮食调养：多食一些解郁的食物，如百合、蒿子秆、麦芽、合欢花、小麦、大枣、天麻等。多食一些能行气的食物，如佛手、橙子、柑皮、荞麦、葱、韭菜、茴香菜、大蒜、火腿、高粱皮、刀豆、香橼等。常吃柑橘以理气解郁，痰郁者平时常吃萝卜、海藻，顺气软坚化痰，用木蝴蝶、厚朴花各3g泡水代茶饮，以理气化痰。少食肥甘厚味的食物。可少量饮酒，以活动血脉，高涨情绪。睡前避免饮茶、咖啡等提神醒脑的饮料。④药物养生：常用以香附、乌药、小茴香、青皮、郁金等疏肝理气解郁的药为主组成的方剂，如越鞠丸、逍遥散、柴胡疏肝散等。若气郁引起血瘀，当配伍活血化瘀药。解郁饮：玫瑰花9g，菊花6g，薄荷叶3g等。⑤环境调养：肝气郁结者居室应保持安静，禁止喧哗，光线宜暗，避免强烈光线刺激。心肾阴虚者居室宜清静，室内温度宜适中。⑥导引调理：以强壮功、保健功、动桩功为宜，着重锻炼呼吸吐纳功法，以开导欲滞之气。可选五禽戏之熊戏练习。

九、特禀体质生物养生法

1．体质特点

①形体特征：无特殊，或有畸形，或有先天生理缺陷。②常见表现：过敏体质，即使没感冒也经常鼻塞、打喷嚏、流鼻涕，容易患哮喘，容易对某些药

物、食物、气味、花粉、季节过敏，皮肤容易起荨麻疹，皮肤常因过敏出现紫红色瘀点、瘀斑，皮肤常一抓就红，并出现抓痕。③心理特征：无特殊。④发病倾向：凡遗传性疾病者，多表现为亲代有相同疾病，或出生时即有缺陷。若为过敏体质，易出现药物过敏、花粉症、哮喘等过敏性疾病。⑤对外界环境适应能力：适应能力差，如过敏体质者对季节适应能力差，易引发宿疾。

2. 易患肿瘤倾向

多见于鼻咽癌、乳腺癌、食管癌等，与特禀体质易感基因有关，多是遗传所致。

3. 养生原则

调和阴阳，调理肺、脾、肾。特禀体质者大多由于肺、脾、肾三脏功能失调而阴阳失调，对外界环境适应能力差，只有通过调理脏腑功能以调和阴阳，才能适应环境的变化。

4. 养生方法

①起居调摄：要谨防过劳伤正，起居应有规律，天气寒冷时锻炼要注意防寒保暖，防止感冒。②环境养生：保持室内清洁，被褥、床单要经常洗晒，室内装修后不宜立即搬入居住。春季减少室外活动时间，防止花粉过敏。不宜养宠物，避免情绪紧张。③饮食养生：饮食宜清淡、均衡，粗细搭配适当，荤素配伍合理，避开各种致敏食物。可常服黑芝麻、黄芪、乌梅、山药、熟地、当归、红枣等补肺、脾、肾的食物；不食生冷、辛辣、油腻之物及鱼、虾等发物，少食荞麦等含致敏物质的食物、蚕豆、牛肉、鹅肉、蟹、酒、辣椒、浓茶、咖啡等辛辣之品，腥膻发物。④药物养生：重点在于调补肺、脾、肾三脏。若因肺气虚肺失固表，当益气宣肺固表，方选玉屏风散，或人参养荣汤、消风散、过敏煎；若因脾虚失于健运，当健脾益气，方选六君子汤、香砂六君子汤，或理中丸；若肾气虚失于蒸腾气化，当温阳化气，方选金匮肾气丸。⑤运动养生：积极参加各种体育锻炼，做到劳而不倦，以柔缓的八段锦、太极拳等为主，不宜做大负荷运动。

第七节　睡眠养生与肿瘤防治

一、睡眠养生特点

中医认为自然界的阴阳有相应的变化，而睡眠就是机体应对阴阳更替和自身阴阳之气的变化而做出的自然反应，《灵枢》曰："阳气尽，阴气盛，则目瞑；阴气尽而阳气盛，则寤矣。"说的就是白天阳气行于肌肤体表以维持正常的生理机能，抵御外来病邪。随着夜晚的到来，自然界阳气渐衰，阴气渐盛，阳气则要顺应自然变化蓄养于体内，人就进入了睡眠状态；随着白天的到来，自然界的阳气逐渐充盛，人体内的阳气也随之被调动，人也就从睡眠中清醒过来了。睡眠占据了我们生命中近三分之一甚至更长的时间，良好的睡眠不仅能够使我们的精神维持在一个积极的状态上，同时对于我们身体保持良好的健康状态也大有裨益。所谓睡眠养生，就是要求我们根据自然界与人体阴阳变化的规律，采取合适的睡眠方法，提高睡眠质量，从而恢复身体的正常机能，消除疲劳，蓄养精神，以颐养身心，防病抗肿瘤。

生物钟能精确调节机体的内分泌、代谢及与免疫相关的生理功能。睡眠是由内在生物钟控制的行为，良好的睡眠对于机体能量的保存、精神（脑力）的恢复、某些内分泌激素如生长激素等的释放，以及机体免疫系统的构建均具有重要的意义。昼夜节律是机体长期适应外界环境变化所产生的内在机制，许多生命活动，例如细胞增殖、细胞代谢、激素分泌等均与昼夜节律相关，机体通过节律基因调节生命活动，使其保持有序性和协同性。近年来，节律基因研究不断深入，发现其异常表达与肿瘤发展进程有着密切联系。2017年的诺贝尔生理学或医学奖获得者杰弗里·康纳·霍尔、迈克尔·莫里斯·罗斯巴什和迈克尔·沃伦·扬发现生物体内真的有一座"生物钟"以调节身体状况，当机体内部的生物钟与外界有"时差"时，身体就会出现种种信号抗议，甚至诱发疾病，科学家们证实熬夜真的对身体有影响，将会大大影响人体的免疫能力和内分泌水平，从而诱导肿瘤的产生。

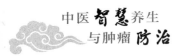

二、睡眠养生要领

1. 睡前准备

睡前不可过饱，亦不可饥饿，《素问·逆调论》中说道："胃不和则卧不安。"指出在睡前不可过饱，且要吃一些易于消化的食物，否则将由于饱胀难以入睡，即便入睡也会给身体造成负担，睡得不安稳。

《老老恒言·安寝》说："寝不得大声叫呼。"说的就是睡觉之前需保持思想安静，情绪平和，切忌七情过极，如果在睡前思考或谈论过于悲伤或愤慨之事，容易使人的精神过于兴奋，致难以入睡。

2. 睡眠时间

中医认为，睡眠时间应法于四时，并且根据一天之中的阴阳消长予以对应，春夏应夜卧早起，助阳气之生发、壮盛；秋宜早卧早起，以养气收气，又免收敛太过；冬应早卧晚起，以待阳光，养蓄阳气。

针对不同人群，合理的睡眠时间应有不同的标准，老年人由于气血阴阳俱亏，"营气衰少而卫气内伐"，故有"昼不精，夜不瞑"的少寐现象，但并不等于生理睡眠需要减少。相反，由于老人睡眠深度变浅，质量不佳，反而应当增加必要的休息，尤以午睡最为重要，夜间睡眠时间也应参照少儿的标准。《古今嘉言》认为老年人宜"遇有睡思则就枕"，这是极符合养生道理的。

"久卧伤气"，久卧使阳气、精神懈怠，表现在过多睡眠和恋床可造成大脑皮层抑制，使大脑细胞乏氧，不符合养生要求，重要的是在保证一定量的基础上，兼顾睡眠的质量。

3. 睡眠的方位

《千金要方·道林养性》曰："凡人卧，春夏向东，秋冬向西。"中医认为春夏属阳，头宜朝东卧；秋冬属阴，头宜朝西卧，以合"春夏养阳，秋冬养阴"的原则。《千金要方·道林养性》提出："头勿北卧，及墙北亦勿安床。"北方属水，阴中之阴位，主冬主寒，恐北首而卧阴寒之气直伤人体元阳，损害元神之府，因此应避免北首而卧。

4. 睡眠姿势

睡眠姿势宜右侧卧。《千金要方·道林养性》说："屈膝侧卧，益人气力，胜正偃卧。"提倡睡时要"卧如弓"。一般认为，侧卧可使全身肌肉松弛，有利于肠胃的蠕动，但应注意侧卧时腿要自然弯曲，枕头不宜过低。

5. 寝具适宜

床铺宜高低适度、软硬适中。床的高度以略高于就寝者膝盖高度为宜，为0.4~0.5m，这样的高度便于上下床。若床铺过高，易使人产生紧张感，影响安眠；若床铺过低则易于受潮，使寒湿、湿热之地气直中脏腑，或造成关节疼痛症状。

枕头宜高低适度、软硬适中。枕高以稍低于肩到同侧颈部距离为宜，人体颈椎的生理弯曲可使肩颈部的肌肉、韧带及关节处于放松状态。枕芯应软硬适度，稍有弹性的枕头为好，枕头太硬，使头颈与枕接触部位压强增加，造成头部不适；枕头太软，则难以维持正常高度，使头颈部得不到一定的支持而疲劳。枕头的使用有一定要求，仰卧时，枕头应放在头肩之间的项部，使颈椎生理前凸得以维持；侧卧时，枕头应放置于头下，使颈椎与整个脊柱保持水平。枕头过高和过低都有害。

6. 睡眠环境

睡眠环境宜恬淡宁静、光线幽暗、空气新鲜、温湿度适宜。安静的环境是帮助入睡的基本条件之一，卧室应选择在避声、窗口远离街道和闹市的位置，室内不宜放置音响设备。卧室应白天阳光充足，空气流通，睡觉时也不宜关闭全部门窗，应保留透气窗。室温以20~24℃为好，湿度以40%~60%为宜。

三、睡眠养生保健作用与肿瘤防治

睡眠养生是中医养生术的重要组成部分。《素问·上古天真论》指出起居有常是度百岁的重要条件，在睡眠养生中需遵从"因时摄生"的思想，顺应昼夜阴阳节律，通俗地说就是在该睡觉的时候睡觉，不要过多地违反正常的昼夜作息。

昼夜节律紊乱易诱发肿瘤。与时间节律相关的褪黑激素、松果体激素影响免疫功能，昼夜节律紊乱改变时钟基因的表达，削弱机体对癌基因的调控，最终促进肿瘤的发展和进展；褪黑激素可明显诱导不同免疫细胞比例的变化，改善免疫细胞代谢，提高其在肿瘤微环境中的生存能力，昼夜节律通过褪黑激素和睡眠周期来影响机体的免疫功能。小鼠模型及细胞系研究发现，生物钟与c-Myc、Ras、PTEN、p53等致癌/抑癌因子的信号通路存在相互作用；生物钟调节代谢通路，以调控葡萄糖利用、氨基酸摄取、脂肪生成及β-氧化，从而影响肿瘤细胞的代谢及增殖，诱导肿瘤的产生。

肿瘤患者中存在核心生物钟基因的突变及表达变化。一项关于睡眠时间及肿瘤患病率相关性的Meta分析表明，睡眠时间过长（通常为9~10小时以上）将增加乳腺癌、结直肠癌、卵巢癌或前列腺癌等的特异性死亡率，尤其是乳腺癌的死亡率会随着睡眠时间的增长而上升。同时，日本针对睡眠时间与乳腺癌患病风险的队列研究表明，与每天睡7小时的女性相比，那些每天睡眠时间小于6小时的人具有更高的乳腺癌患病风险。中国台湾针对睡眠障碍人群与前列腺癌相关的队列研究表明，对于年龄大于65岁的男性而言，睡眠障碍可将前列腺癌患病率提高1.35倍。世界卫生组织国际癌症研究机构的致癌物清单中，涉及昼夜节律打乱的轮班工作，也就是昼夜颠倒的"熬夜"，与油炸食品、高于65℃的热饮共同被归为2A类致癌物（很有可能致癌）。美国明尼苏达大学针对24小时轮班制度导致的睡眠节律紊乱进行研究发现，长期昼夜颠倒造成的时相紊乱、褪黑激素分泌异常将导致多种肿瘤的产生。

人在深睡眠期能促进机体细胞的修复、体内废物排出，产生具有抗肿瘤作用的免疫细胞和免疫物质，增进机体免疫功能；反之，睡眠不足可降低免疫系统功能。来自德国的一项研究发现，睡眠过程中，整合蛋白的黏性增强，使具有抗肿瘤作用的T细胞更容易附着于病变细胞上，发挥攻击病变细胞的功能，从而加强防治肿瘤的能力。

总之，中医认为良好的睡眠具有还精养气、健脾益胃的作用，能促进脾胃的运化，增加组织的自我修复能力，促进免疫系统的构建和发挥免疫监视功能，及时发现和清除癌变细胞，降低癌症的发病风险。需要认识到的是：并非睡得越多越好，而是应该睡得适宜且高质，只有在睡眠养生中做到真正的天人合一，因时制宜，因人制宜，才能建立良好的睡眠，从而达到预防癌症发生、促进身体健康的目的。

第八节　笑疗养生与肿瘤预防

一、笑疗养生特点

笑疗，是以中医理论为指导的自然疗法。喜、怒、忧、思、悲、惊、恐七种精神情绪的变化是五脏六腑功能的反映，五脏六腑的功能活动是其产生的生理基础，正常的情绪有益健康，不健康的情绪则会妨碍脏腑的正常运行，即所谓"喜伤心、怒伤肝、思伤脾、忧伤肺、惊恐伤肾"。"悲伤心者，以喜胜之"，说明笑具有克服悲伤的作用。"笑"，是"喜"的表现，适度的"笑"有益于机体五脏六腑的协调，阴平阳秘。

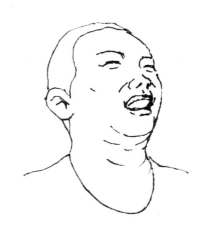

笑疗是通过"笑"来调节机体阴阳的治疗方法。唐朝名医孙思邈就指出"长乐寿自高"。清代江南名医叶天士，是善用情志疗法的高手。清代有医籍记载一个典型病例：有一巡按因精神抑郁病体沉重，药治不愈。后请名医叶天士为其看病，叶天士开玩笑说："尔乃有经不调矣。"巡按闻言哈哈大笑，病痛减轻，这位巡按从中悟出笑的益处，便找乐欢笑，渐渐病体自愈。这说明"笑"是一剂不必花钱的"良药"，是一种可行且有效的疗法，且取之不尽，用之不竭。"笑一笑十年少，愁一愁白了头"，大家要学会调整好心态，从笑中获益。

二、笑疗养生要领

笑是一项有益身心健康的运动。人们每笑一次，面部、胸部、腹部及四肢都要参与运动。笑的过程能牵动膈肌上下振动与腹肌收缩运动，对内脏各器官形成了一个推压、按摩的作用，增强了毛细血管功能，促使静脉、淋巴液回流加快，促进了血液循环，从而减轻了心脏负担，改善了心脏的营养过程。不仅如此，适度的笑可以有效预防肿瘤。

"笑",尤其是纵情的笑、开怀的笑、使劲儿的大笑,能够使你的心、肺、膈、肝等内脏器官得到锻炼,从而能清除呼吸系统里的异物,加快血液循环,加速心脏的搏动,促进内分泌系统发挥功能,这样脏腑功能会大大提高,进而增强免疫能力。

三、笑疗养生保健作用与肿瘤防治

笑疗能产生愉悦的情绪。笑时可以刺激大脑产生"儿茶酚胺"激素,有助于消除紧张、厌烦、懊丧、抑郁等不良情绪,减轻疼痛和不舒适的感觉,改善睡眠和精神状态。美国威斯利教授发现人在心情愉悦的情况下,心脏所产生的荷尔蒙能在24小时内杀死95%的癌细胞,对前列腺肿瘤、卵巢肿瘤和大肠肿瘤等都有效,因此笑疗对防治肿瘤大有裨益。

笑的过程能牵动膈肌上下振动与腹肌的收缩运动,对内脏各器官形成一个推压、按摩的作用,能增加心脏射血量,使血液循环加快,又可使呼吸道平滑肌紧张度降低,呼吸阻力减小,肺部扩张,呼吸量加大,呼吸功能增强;发笑时胃体积缩小,胃壁的张力增加,胃蛋白酶分泌增加,消化活动加强,从而促进了食欲。因此,笑能改善呼吸、循环、消化等系统的功能状态,使体内化学物质的新陈代谢保持适当平衡,这种平衡对预防及减轻肿瘤相关疼痛、炎症有重要作用。

笑疗能增强机体免疫力。大笑之后,唾液里的免疫球蛋白含量升高,可提高体液免疫来对抗肿瘤;大笑之后,血液中的T淋巴细胞含量、NK细胞活性明显增加,可通过细胞免疫力杀伤肿瘤细胞。欢笑与健康流派的创立者、医学专家鲁文·劳罗和米尔萨·曼诺说:"通过使用欢笑疗法,我们看到了因患癌症而接受化疗者免疫系统有了明显的改善。"

土耳其一家肿瘤医院的病房里,挂着一面奇怪的镜子,第一眼看上去,它只是一块普通的玻璃,当你对着镜子露出8颗牙齿微笑的时候,它会清晰地展示你最灿烂的笑容。这是布洛克发明的"微笑魔镜",内置摄像头及软件和镜子完美结合,展示出照镜子的人最灿烂的笑容,这项发明让他患肝癌的父亲带瘤生存多年,也让其他众多肿瘤患者受益。"微笑魔镜"承载了对抗病魔的勇气和乐观精神,一度成为土耳其许多肿瘤医院的标准配置。

第九节　诗歌养生与肿瘤防治

一、诗歌养生特点

诗歌在中国古代文学中占有重要的地位，是古人借以抒发内心情感的一种常见体裁。诗人将自己心中的情感借诗歌来表达，诗句中常有嗟叹等语气词，可用歌唱的形式表达出来，有时还会配以舞蹈来加强情感。由此而言，诗歌是人类表达情感最为方便也是最为直接的一种方式。

诗歌能另辟蹊径、别出心裁，将俗事文雅化，散发出浓浓的生活气息，体现了诗人的生活情趣和审美追求。北宋诗人苏轼的诗题材广泛，个人身世、人生感悟、山川风貌、人生哲理均有涉及，养生诗（涉及内容主要有粥食、素食、水果、茶、酒等）是其中一个重要的组成部分。苏轼用一支妙笔，将医学知识、哲学知识、文学知识巧妙地融合在一起，既展现了他较高的医学素养，也表现出他"无意不可入，无事不可言"的诗词创作风格。

诗中自有妙药在。东晋诗人陶渊明创作的田园诗，其中养生文化诸如顺其自然、亲近自然、乐与人交、知足常乐等观念得到了完美的体现。白居易的诗歌中有相当多篇幅是有关养生的，大致可以分为饮食养生、交友养生、休闲养生和无欲养生，体现出诗人外在养身、内在养心、身心合一、内外兼修的养生旨趣，此应是其病弱之身得以养生长寿的重要原因。此外，白居易的养生诗对后人养生具有重要的启发意义。南宋高寿诗人陆游，晚年所作的关于饮食、健身、睡眠三方面的养生诗歌，能让读者感受到其超出凡俗的风雅和顺其自然的良好心态，这正是其高寿的重要原因。诗歌是生命表达的一种形式，生命需要精神与物质的养护，故而诗歌与养生结下不解之缘，诗歌的养生功能随着现代社会个体生命意识的不断强化必将日益彰显。

二、诗歌养生要领

《尚书·尧典》曰："诗言志，歌永言，声依永，律和声。"人们通过作诗抒发心中的情感，用歌声徐徐吟唱突出诗的意义。诗歌中的语句长短与歌声的声调相合，诗歌的韵律更为其诵读吟唱增加了美感，使之朗朗上口。因此，诗词成为人们喜闻乐见的娱乐活动和表演节目的素材。而诵读诗词与养生之间也有密不可分的联系。读诗不仅可以陶冶人们的情操，还可以使人淡泊名利，气定神闲。在博大精深的中华民族传统文化中，诗词是养生的一大法宝。

读诗可以使人的心情开阔，精神放松，有时还可达到治病效果。相传北宋年间，宋哲宗患上头痛病，久治不愈，一天一位喜爱作"歪"诗的皇室子弟吟道："日暖看三织，风高斗两厢。蛙翻白出阔，蚓死紫之长。泼听琶梧凤，馒抛接建章。归来屋里坐，打杀又何妨。"这首诗里他把自己一天的经历流水账般记录下来，逻辑上毫无联系，恰巧被正打算扎针灸的哲宗听到，哲宗听后捧腹大笑，头痛病竟然不治而愈。将养生之理渗透诗中也可以给人以启发，从而治病。汉代辞赋家枚乘的《七发》记载，楚国太子因贪欲过度、享乐无时而患疴疾，非一般针石医药可治愈，吴客将一首描写音乐、饮食、乘车、游宴、田猎、观涛等六件事的散文诗绘声绘色地讲给楚国太子听，引导太子改变生活方式。太子听后"涩然汗出，霍然病已"。

此外，读诗写诗是使人长寿的良药。漫漫历史长河中，诗人中的长寿者不胜枚举。史料记载，宋代文人中年过八十的有两位，一位是著名诗人杨万里，一位是爱国诗人陆游；唐代诗人中自小体弱多病的白居易也是年过古稀；阔别故乡六十载的贺知章写下"笑问客从何处来"时已经年逾八十。清代康熙皇帝说："人果专心于一艺一技，则心不外驰，于身有益。朕所及明季之与我之耆旧，善于诗书者俱长寿，而身强健。由是观之，凡人心志有所专，即是养身之道。"可见专心于诗词的创作，有益于健康、长寿。诗词的创作，需要诗人凝神定志，反复斟酌，才能涌现出佳句。而诵读诗歌，也可以使得人的情感和诗的境界达到高度的统一，从而使人获得精神上的享受和愉悦。

许多诗人将养生之理、养生心得创作成诗，篇幅短小，语言精练，寓意深切，现摘录数篇，供读者赏读体会。

午梦（宋·陆游）

苦爱幽窗午梦长，此中与世暂相忘。

华山处士如容见，不觅仙方觅睡方。

食粥（宋·陆游）

世人个个学长年，不悟长年在目前。

我得宛丘平易法，只将食粥致神仙。

摄养诗（明·龚廷贤）

惜气存精更养神，少思寡欲勿劳心。

食惟半饱无兼味，酒止三分莫过频。

六月十二日酒醒 步月理发而寝节选（宋·苏轼）

羽虫见月争翾翾，我亦散发虚明轩。

千梳冷快肌骨醒，风露气入霜蓬根。

步出夏门行·龟虽寿（三国·曹操）

神龟虽寿，犹有竟时。腾蛇乘雾，终为土灰。

老骥伏枥，志在千里。烈士暮年，壮心不已。

盈缩之期，不但在天；养怡之福，可得永年。

幸甚至哉，歌以咏志。

三、诗歌养生保健作用与肿瘤防治

诗歌防治肿瘤主要体现在诗歌对人精神的调节上。现代医学对肿瘤的研究表明，过度劳累、压力过大已经成为肿瘤发生的一个重要因素。"河北石家庄磁县350例食管癌患者的病例调查"显示，包括亲人去世、家庭不和、严重意外事故、工作失意等已成为食管癌发生的一个重要危险因素。而国外学者的动物实验表明，忧虑、恐惧、紧张等各种不良精神刺激会导致动物的细胞免疫和体液免疫功能下降。由于细胞免疫在抗肿瘤中具有重要作用，当细胞免疫机制受到抑制时就可能促使肿瘤的产生和发展。

读诗写诗，乃修养心灵、调节精神、消除不良情绪或心理障碍、提高心身健康质量之心理疗法。人在养心时，往往需要排遣心中的抑郁，以便调节心情，顺气通神。而写诗读诗通过诗意排遣不良情绪，是一种"高级"的情感疗愈方式。如杜甫的《茅屋为秋风所破歌》："安得广厦千万间，大庇天下寒士俱欢颜，风雨不动安如山。呜呼！何时眼前突兀见此屋，吾庐独破受冻死亦足！"他将茅屋破后的抑郁心情表达得淋漓尽致，将淤积于心中的不良情绪宣泄出来，防止因情绪不良而导致疾病的发生。人生在世，七情六欲都需要宣泄。孔子说诗"可以怨"，可见孔子在两千多年前就懂得诗歌的心理宣泄功能。浙江茶农盛岱燕家境清贫，卵巢癌手术后曾一度很消沉，通过读诗写诗，将生活中所见所闻所感以诗歌形式记录下来，增强了抗癌信心，提高了生活质量。一些地方开展了"认识癌症"的主题诗歌比赛，加深了人们对癌症的认识，消除了人们对癌症的恐慌，促进人们了解癌症是如何影响其幸存者、家属，提高了人们对参与癌症诊断和治疗的医护人员的认识，使人们更愿意积极参与癌症的预防和治疗。"雄关漫道真如铁，而今迈步从头越""千磨万击还坚劲，任尔东西南北风"，这些诗句的豪迈和淡定，激励着人们战胜癌症。因此，在预防肿瘤的发生和肿瘤治疗过程中，运用诗歌调节情绪、缓解压力、增强信心，对延长生命有着极重要的意义。

第十节　书画养生与肿瘤防治

一、书画养生特点

　　中国书画自古以来就是高雅的艺术。东汉文学家许慎在《说文解字》中提道："古者庖牺氏之王天下也，仰则观象于天，俯则观法于地，视鸟兽之文，与地之宜，近取诸身，远取诸物，于是始作《易》八卦，以垂宪象……黄帝之史官仓颉，见鸟兽蹄迒之迹，知分理之可相别异也，初造书契。仓颉之初作书，盖依类象形，故谓之文。……其后形声相益，即谓之字。"由此我们得知，八卦与字体是人们通过观察外界事物的形象而创作的。因此，书法和绘画与人们的日常生活息息相关。中国书画除了在起源、技巧、章法等方面有密切的联系外，更重要的是二者在艺术和审美的追求上有很多相同之处。它们均是以线来构建艺术形象，表现情态物理，

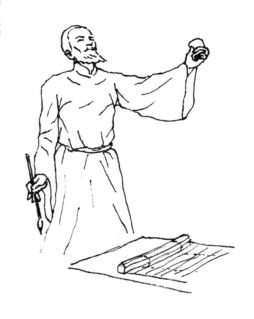

抒寄心志胸襟，传达人们对宇宙、人生的感悟。因此，无论是书法还是绘画，都是人们用来传达思想感情的一种媒介手段，是人生的写照，也是"心"的写照。

　　以书为乐，以画寄情。中国书画讲究整体画面的和谐和色彩、笔触的统一，用笔讲究轻重、顿挫、快慢。在书画的创作中，大脑受到良性刺激，促进心血管系统的有序循环，故书画家的身体在创作时总是处于良好平衡的状态。这是许多画家和书画爱好者年届耄耋，以至期颐之年，仍然健康的重要原因。他们将养生与书画艺术相互融合，取得了愉悦身心、延年益寿的功效。唐代著名书法家欧阳询、虞世南、柳公权都年过八旬，明代书法家、画家、文学家

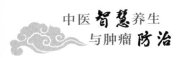

文徵明活到了90岁。毛泽东也曾说：练书法是很好的休息，是积极的消遣娱乐，也是养神健脑的健身之法。

二、书画养生要领

养生与书画相辅相成、互为己用。中医学中"精、气、神"为人体健康生活的"三宝"，三者充沛是人体正常生命活动的重要保障。而在书画艺术行为过程中，"精、气、神"同样重要。汉代书法家蔡邕认为"欲书先散怀抱，任情恣性，然后书之"，苏轼评智永书"骨气深稳，体兼众妙，精能之至"，米芾称黄道周书"意气密丽，如飞鸿舞鹤"……凡此精论，不胜枚举。其体、骨、筋、脉、气、血、精、神等妙述，体现出中国书画艺术与养生的密切关系，渗透着"形不离意，意不离形，形为意抒，意为形生"的辩证思想。

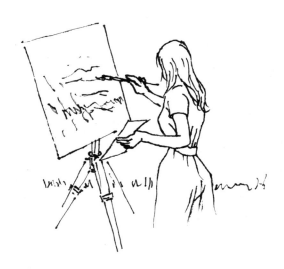

如同药物的寒热温凉之性，不同的书画类型其养生之效也各不相同。

楷书端正工整，结构紧密，笔法严谨，沉着稳重，适用于焦虑、紧张、恐惧症、心律失常患者的心理调节。《临池管见》说："作书能养气，亦能助气，静坐作楷书数十字或数百字，便觉矜躁俱平。"

篆书严正稳健，行笔缓慢，可使人气血平和、情绪稳定，尤适合于焦虑、紧张、躁动者练习。

行书如行云流水，轻松自如，抒发灵性，对培养人的灵活性和应变能力很有帮助，适合有强烈自卑感的人或忧郁症、手足麻痹、脑血栓患者练习。

162

草书体态放纵，笔势连绵回旋，离合聚散，大起大落，如风驰电掣，一气呵成，适合精神压抑、忧郁者抒情达性之用。

而用传统国画之法画兰、竹、菊、松，可获得养心、安神、明目、理气、宽中、调理脾胃、增进饮食、健康长寿的疗效。竹之方位属东，五行属木，五脏属肝，在情志为怒，故传统画界称"怒气画竹"，肝喜条达而恶抑郁，偶遇烦心之事，可运笔挥洒竹之精神，消除胸中怒气，养肝护脏。经常画竹之人，邪气不易侵肝，脏腑和顺。兰之方位属南，五行属火，五脏属心，在情志为喜，故人谓"喜气画兰"。画兰可令人心旷神怡，文雅风流，心平气和，精神振奋，至老弥坚。菊之方位属西，五行属金，五脏属肺，在情志为忧。秋风霜降，唯黄菊繁花密蕊，东篱傲霜。画菊，特别是对年事已高之人，可滋润肺腑，还可助人不畏艰难，以昂扬健康向上之气度和不屈不挠之精神。松之方位属中，五行属土，五脏属脾，在情志为思。画松，培养心灵之正气，经常画松之人，可得"海纳百川"之胸襟，多福多寿。

三、书画养生保健作用与肿瘤防治

书画陶冶情操、祛病增寿。被誉为中国书法界 "南仙北佛"的"南仙"苏局仙活至110岁高寿，"北佛"孙墨佛活了104岁，书画是他们行之有效的养生之道。创作书画时需保持心境的纯静、恬淡、少欲，使心神不被外界事物所干扰，以达到静以养神的效果；在挥毫笔墨时，全神贯注于笔端，静中有动，外静内动，动、静、乐三者合为一体，心息相依，宠辱皆忘，从而内气充盈，精神焕发；书画还具有美的感染力，浸淫其中，耳濡目染，可给人美的享受，赋予生命积极向上的活力，使人在艺术、眼界、胸襟、修养、气质上都得到升华，体现了形神共养的统一性，这对养生、防肿瘤及其他病症有重要的作用。

书画重视精神的养护、情志的调节。严重的精神创伤、长期的情绪压抑、错综复杂的心理矛盾，往往导致依赖性较强的个体产生绝望感和无助感；或者具有"癌症性格"的人，面对重大生活变故时，负性情绪会导致神经内分泌活动紊乱、器官功能失调，进而影响免疫系统识别和消灭癌细胞的监视作用，易导致癌变。有关统计资料显示，食管癌患者中抑郁、急躁、易怒者占56.5%~69.0%，患者以前遭受过强烈的精神刺激和重大不幸者占52.4%。异常的情志变化成为肿瘤发生的重要危险因素之一。书画是一种心感与手感相结合的艺术，创作书画时能宣泄不良情志和保持情绪稳定，这种怡情养性的功能在肿瘤的防治中起着重大的作用。书法家化石（真名王建华）将书画与导引相结合，在导引状态下从事书画创作，进一步提高了抗病防肿瘤的效果。

因此，书画艺术具有调节情绪、怡养性情、开阔心胸和调和气血的综合调节作用，应重视其在预防肿瘤和肿瘤治疗过程中的应用。

第十一节 居处养生与肿瘤防治

一、居处养生特点

1. 适宜的自然环境有益健康

人离不开自然环境，中医很早就提出了人与自然相生相应的"天人相应"学说。《黄帝内经》曰："高者其气寿，下者其气夭。"指出地理环境会影响寿命。因为地区不同，水土不同，水土与水质对食物构成成分及其对人体营养的影响很大。我国人口普查表明，气象条件的差异对人体健康的影响各不同，居住在新疆、西藏、青海等高寒山区的人，无论是百岁老人的比例还是老年人口的长寿水平，都要低于国内其他地区。养生的最佳环境主要基于阳光、空气、清洁、安静、温度、湿度等方面的考虑，应选择在依山傍水、气候凉爽、空气新鲜、阳光充足、水源清洁、宁静和谐、树木茂盛、土壤肥沃、山川秀丽的山区、平原、海滨地带。当然，由于自然环境的差异，很难用一个标准来选择地理条件，应因地制宜，尽量避开对人体有害的环境。

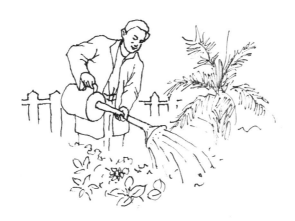

随着现代化工业的发展，许多有害的化学物质、工业废物、农药等被大量随意排放，造成水源、空气的严重污染，加上噪声的增加，许多地方环境越来越恶劣，应注意远离水源和空气被严重污染，以及噪声大的地方。

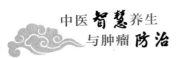

2. 适宜的室内环境有益健康

居处宜坐北朝南。居处朝南一面的窗户比较大，朝北一面的比较小，这样既可以保证室内光线充足，也可以使室内空气对流，还可以充分利用阳光，并具有冬暖夏凉的优点；对于不具备这样条件的住房密集区，也应使房与房之间保持一定的距离，以保证室内有充分的日照时间；充分利用阳台、窗台，采用盆花或攀缘类花草美化环境；可用大缸贮水，养金鱼数尾，美化环境，兼悦目怡闲。

3. 五色养生

在中医养生理论中，五色（绿、红、黄、白、黑）与五行（木、火、土、金、水）、五脏（肝、心、脾、肺、肾）相对应，不同的色彩对不同的脏腑产生不同的影响，从而对健康状态产生不同的影响。红、黄等暖色光兴奋交感神经系统。色彩的呈现与光相关，也与能量有关，不同色彩产生的电磁波有不同的波长和频率，自然会有不同的能量呈现，进而影响人体的身心健康。不同的颜色对分泌荷尔蒙的各种腺体有不同的影响，从而影响人体的很多机能，比如食欲、睡眠以及体温。颜色其实对我们影响至深，看到喜欢的颜色，我们会感到心情舒畅和宁静；反之，不喜欢的颜色则让人很不舒服。也就是说，室内的颜色会影响我们的情绪，了解各种颜色的生理作用，正确使用颜色对房间、门窗、墙壁、家具、床单、灯光等进行布置，可以消除疲劳，抑制烦躁，控制情绪，调整和改善人的机体功能。人类的脑神经对不同的色彩具有不同的兴奋度，每种颜色都能产生一种电磁波，这些电磁波由视觉神经传递给大脑，促使腺体分泌激素，从而影响人的心理与机体。

4. 空气负离子养生

空气负离子也叫负氧离子，它是空气中的氧分子结合了自由电子而形成的。自然界的放电（闪电）现象、光电效应、喷泉、瀑布等都能使周围的空气电离，形成负离子。在雷雨过后，森林里，海边，瀑布边，负离子浓度都比较高，每立方厘米有几千个到两三万个负离子，此时置身于自然环境中，对健康有益。广西巴马因地理因素（阴阳山），在雷雨过后每立方厘米最高能有7万个负离子，是世界著名的长寿村。一般情况下，自然界空气中的负离子和正离子之比一直保持在1∶1的平衡状态，但近年来，各种化学废气、汽车尾气、合成化学物品和各种电磁波对环境造成污染，使空气中离子的平衡遭到破坏，致使空气中负离子减少，正离子增加，进入人体内的正离子多了起来，对身体产生了不利影响。室内负离子一般只有几百个，开空调的房间几乎为零，在都市密闭房间内，人们会觉得头昏脑涨。长时间逗留在烟尘弥漫、通风不良的地方，常感困乏、头昏、头痛，甚至恶心等；在海滨、瀑布边和森林中等地方的时候，我们会觉得神清气爽，这就是空气负离子的作用。目前，环境污染严重，威胁着人类的健康，因此迫切需要净化生存空间，改善环境卫生，空气负离子疗法日益受到重视。

二、居处养生要领

1. 寻找有利于健康的居住环境

选择"形胜"的位置：背山临水、气候高爽、土地良沃、泉水清美，居处地势平坦且左右有小山护卫。"背山"就是屋宅背后靠着山，可以挡住从北边吹来的风，空气中的颗粒物可导致肺部的损伤，雾霾中含有的致癌物质也会使得癌症发病率大大增加；"临水"则是水弯曲环绕着屋宅，流速不能太快，水流出的地方要有收束，不能散而不收，平静缓缓流动的水自然有利于养生。孙思邈还提出"质"方面的要求——土地良沃、泉水清美。土质和水质都要好，如果是草木都不生长的土地，肯定不适合居住。如东南地区滨海傍水，地势低洼，潮湿多雨，且多山岚瘴气，故其民多患湿热、温热及疟疾等病；西北地区地高陵居，风寒冰冽，故其民多患外寒之病。南方人宜选高洁之地，取清和之气，当避低洼潮湿、杂草丛生之地，以免受湿热、虫毒、山岚瘴气之危害；北方人宜选低平之地，取温和之气，当避高山峻土、凛冽干燥之地，以免受寒风侵袭。环境中的共生菌群与宿主关系密切，特定微生物、菌群代谢产物通过多种机制，引发或调控癌症：肠道菌群对宿主免疫系统的调节会影响抗癌免疫，菌群紊乱可能会增加癌症风险；共生菌群影响免疫检查点抑制剂、干细胞移植、放疗、化疗和细胞疗法的疗效和毒性。粪菌移植、益生菌、膳食干预与益生元等手段有望用于提高抗癌疗效，应重视环境中的共生菌群在癌症及抗癌治疗中的作用。

避免在氡含量高的地方居住。地底深处的岩石和土壤，含有一定成分的氡，氡通过地层断裂带渗入地表土壤，地表土壤的氡又通过房屋地基、裂缝等析入室内。氡具有放射性，氡被人体吸入后很容易黏在肺上，并在相当长的时间内留存下来，从体内攻击肺组织，诱发肺癌，这成为产生肺癌的第二号元凶，是致非吸烟人群患肺癌的第一大危险因素。

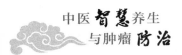

2. 创造有利于健康的居住条件

（1）五色疗法养生：选择适宜的五色来养生保健。绿色养肝，缓解紧张，绿色五行属于肝木，肝喜欢条达舒畅，不喜压抑，也不喜欢情绪的激烈变化，而绿属于冷色调，沉稳内敛，刚好符合肝的特征。置身在有绿色植物的环境中，对缓解紧张、消除疲劳非常有帮助。春天到郊外踏青，可以促进体内毒素排出，加快新陈代谢。绿色还有镇静作用，有助于减轻头痛、失眠等症状。红色补心，振奋精神，红色五行属于心火，心火具有温煦功能，对血液的正常运行和改善忧郁情绪具有重要作用。红色是最具有生命活力的颜色，令人感到温暖、活泼和热烈，启发人的思维，提高人的精神状态。如果一个人缺乏活力，可以多使用红色提神；如果一个人经常情绪不稳定，容易激动或过度活跃，那么就应该避免使用红色，尤其是心脑血管疾病患者，应尽可能减少在红色环境中活动，服装也尽量不要选择红色。黄色益脾，提高自信，黄色五行属于脾土，脾是后天之本、气血生化之源。黄色比较柔和，属于中性色，适合的人比较多，适用的年龄范围比较广。黄色使人愉悦、精神饱满，还能促进食欲、激发能量，对集中精力和提高学习兴趣有帮助，对加强逻辑思维也有一定的作用。白色润肺，平静情绪，白色在五行中属于肺金，肺宣发肃降功能对体内废物排出具有重要作用。白色属于偏冷的颜色，可以平静人的情绪，安抚人的心灵，同时还有舒缓疼痛的作用，适合身体壮实、平时情绪饱满的人。如果一个人体质偏虚弱、情绪低落，或者性格偏于孤僻则不太适合白色，因为白色会让人更冷静、更寂寞、更悲凉。黑色补肾，冷静情绪，黑色五行属于肾水，肾主水液代谢，具有沉静、静水流深的特点。黑色属于冷色，用于冷静情绪，抑制狂喜、狂躁。由于黑色容易压抑人的性格，不利于体现乐观的情绪，忧郁和情绪低落者不宜使用。

（2）空气负离子养生。将产生高浓度的负离子治疗设备放置在室内，长时间开启，使身体置于空气负离子环境空间中，空气负离子进入体内会产生一系列物理和化学变化，从而对神经系统、血液循环系统、呼吸系统、泌尿系统、消化和代谢系统等产生积极的治疗作用。也可采取近距吸入法：治疗时人体采用舒适体位，面部与发生器的距离为30~40cm，进行缓慢而自然的呼吸，最好是吸气之末停顿片刻（1秒左右）再呼出，以便空气负离子在肺泡内得到有效的吸附及透入，每次治疗吸入的空气负离子总量为100亿~200亿个，浓度为每秒每立方厘米10万~200万个，时间为10~30分钟，空气负离子有镇静、镇痛、镇咳、止痒、利尿、增食欲、降血压之效。空气负离子通过促进单胺氧化酶的氧化脱氨基作用引起神经系统明显的生理变化，从而改善大脑皮层的功能，振奋精神，消除疲劳，提高工作效率，改善睡眠，增进食欲。空气负离子有降低血压的治疗作用，它通过神经反射和体液作用，扩张冠状动脉，增加冠状动脉血流量，使周围毛细血管扩张，改善心肌的功能，调整心率，使血管反应和血流速度恢复正常，缓解心绞痛，恢复正常血压。空气负离子主要通过呼吸道吸入而产生作用，它可使气管黏膜上皮纤毛运动加强，腺体分泌增加，并可缓解支气管痉挛、增加肺活量、调整呼吸频率等。空气负离子可明显提高机体免疫功能，活化网状内皮系统，即单核巨噬细胞的吞噬功能，改善机体反应性，增强机体抗病能力。

（3）能量场养生。根据不同人群的体质和健康状态，在经常活动的书桌旁、床边和居住房间安装和合能量场装置，和合能量场由64个高低不等、深浅不同、立柱方阵结构组成，将聚合的自然界能量强化放大形成空间立体的能量场，该天然能量场与人体组织有着相近的物理性质，具有很强的穿透力，对人体无伤害且有非常好的生物效应。和合六十四数组也是一个能量场，通过高度有序的数表物化为"六十四和合柱阵"（每根柱子的高度按"和合数表"确定），便能将空间无序而微的能量有序整合，并在整合中共振、叠加、强大、放大，形成物理学称为"场协同"的能量放大效应，使无序状态下的物理能有序化之后，对外呈现较强的能量特质。因这种强化能量为自然能量，更易被人体组织所吸收，所以比人工能量更有效、更安全。和合能量场能提高血氧含量，增强人体抗缺氧、抗疲劳和抗病能力，能提高睡眠质量、减轻疲劳和疼痛、恢复活力和预防感冒，对各种慢性病也有意想不到的疗效。传统能量治疗手段的优势是利用自然能量，因而人体易于吸收，但强度不够；现代能量治疗手段的优势是强度较大，但使用的声、光、电、热、磁等人造能量不易被人体吸收。和合能量场的有序结构使能量效应强化，可使分散的能量效应集中并加强。

3. 根据居处环境和条件来安排日常的生活

凡人居处之室，必须周密，勿有细隙，致有风气得入。凡在家及外行，卒逢狂风骤雨、震电昏暗、大雾，宜入室闭户，静坐以避之，阴雾中亦不可远行。凡居家不宜数沐浴，若沐浴则必须密室，不得大热，亦不得大冷，皆生百病。沐浴后不得触风冷，勿湿头卧，使人头风眩闷。

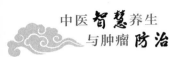

三、居处养生保健作用与肿瘤防治

1. 居处养生应避免大气污染、烟草、油烟污染等环境毒邪因素影响

美国癌症协会官方期刊发表的《2018年全球癌症统计数据》显示，2018年全球大约1 810万癌症新发病例和960万癌症死亡病例，肺癌依旧是发病率（11.6%）和死亡率（18.4%）第一的恶性肿瘤，环境污染包括空气污染、水污染、土壤污染等，这是发生癌症的最重要原因之一。吸烟会增加患癌症的风险（如肺癌、口腔癌、喉癌、食管癌、膀胱癌等），1991年以来，美国癌症死亡率降低了26%，其中一半以上归因于吸烟率的下降。早在20世纪50年代就有研究发现：吸烟者发生肿瘤的概率为非吸烟者的10倍，其概率随着吸烟量的增加而加大。香烟中的煤焦油具有化学致癌性，吸烟不仅与肺癌有关，也会引起其他一些癌症，它使发生喉癌的概率增加8倍，口腔和咽部癌症的发生概率增加4倍，食管癌及胃癌的发生概率增加3倍，膀胱癌和胰腺癌的发生概率增加2倍。吸烟引起癌症的总比例约为30%。科研人员对食用油加热后释放出来的油雾进行细胞学和动物学实验，发现菜籽油、豆油、精炼菜油在加热到270~280℃时产生的油雾状凝聚物，可以导致细胞染色体的损伤而促使癌症发生。20世纪30年代文献上有欧洲一些矿区肺癌发病率高的报道，现已公认长期接触铀、镭等放射性物质及其衍化物，以及铁煤焦油、沥青、石油、石棉、芥子气等物质均可诱发肺癌（主要是鳞癌和未分化小细胞癌）。

2. 居处养生应避免各种辐射的影响

辐射暴露主要包括电离辐射和紫外线辐射，都属于物理性致癌因素，具体说就是X射线、γ射线等电磁辐射，以及质子、α粒子、重粒子等放射性粒子产生的粒子辐射，太阳光的紫外线照射，长期暴露于自然界及医院和生活中各种来源的电离辐射，可诱发癌症。日本长崎、广岛两地的原子弹受害者，白血病和皮肤癌的发病率明显高于其他地区。同时，实验证明，一次大剂量放射线照射后，常可诱发白血病；长期小剂量放射后，常可诱发肝癌、肺癌、乳腺癌及其他软组织的恶性肿瘤。现代医学对物理因素、化学因素、生物因素（如细菌、病毒、寄生虫）、大气变化因素、地震海啸引起的重金属因素、放射性因素等环境致癌因素做了深入研究，认为80%的肿瘤患者与外界环境中致癌因素有关。几乎86%的黑素瘤（皮肤癌）和90%的非黑素瘤性皮肤癌（包括基底细胞癌和鳞状细胞癌）与太阳紫外线辐射有关，预防患皮肤癌风险的最有效方法是减少被阳光照射的时间，减少不必要的医疗放射。一名40岁的男士和一名40岁的女士接受单次CT冠脉造影后，其终生患癌风险大约分别为1/600和1/270。

3. 选择良好的地理环境居住

土壤是生物赖以生存的物质基础，通过物质循环影响水质、植物和大气圈，进而通过食物链影响人类健康。研究发现，高锰、高锌且低铜、低镉的土壤分布与长寿老人密度呈正相关，长寿人口地区土壤中含有人体必需的常量和微量元素，长寿人口比率的空间分布与土壤中某些元素的空间分布特征相似，这也证明长寿现象与土壤环境有一定的相关性，环境介质中微量元素的分布影响人体内微量元素的含量，进而对健康起到重要作用。广西巴马人口长寿发生概率和地磁强度之间的变化曲线符合磁场生物效应的"功率窗"变化特性，推测地磁场可能是影响巴马人口寿命的重要因素之一，也可能是预防肿瘤的途径之一。

4. 注重室内环境建设

室内装修除应避免甲醛污染、苯污染外，还应避免氡污染。氡污染已经被世界卫生组织确认为仅次于烟草的第二大致肺癌物质，建筑材料是室内氡的最主要来源，包括石料、瓷砖、水泥、砂石、矿渣砖、天然石材（花岗岩、大理石等），应减少室内建筑材料氡含量。现行《民用建筑工程室内环境污染控制规范》（GB50325—2010）规定Ⅰ类民用建筑（住宅、医院、老年人建筑、幼儿园、学校教室等）室内氡浓度限量≤200Bq/m³。美国3%~4%的肺癌死亡可通过减少室内氡暴露来预防。我国沿海地区处于板块断裂位置，氡含量普遍超过内陆地区（如深圳地区氡的含量高出全国标准7倍，达到每立方米50 000Bq），尽量选择高楼层，因为3层以下低楼层比高楼层受到氡危害的概率更大，不宜在地下室和密闭空间长时间逗留，地下室氡危害高于地面40倍左右，需要安装抽风机等设备，以持续排风。

可见，通过居处养生避免致癌因素可预防肿瘤。

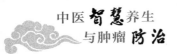

第十二节　社会环境养生与肿瘤防治

一、社会环境养生特点

　　广义的社会环境就是对我们所处的政治环境、经济环境、法制环境、科技环境、文化环境等宏观因素的概括；狭义的社会环境仅指人类生活的直接环境，如家庭、劳动组织、学习条件和其他集体性群落等。社会环境对肿瘤的产生、发展都有重大影响，肿瘤患者需要医学、社会学、心理学全方位的关怀和支持。

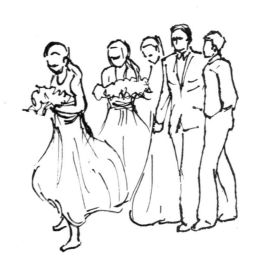

　　社会环境的构成因素是众多而复杂的，有多种分类方法。但就对肿瘤的产生、发展的影响力来说，主要有四个因素：①政治因素。相关的法律、法规、制度，如水质、空气等自然环境保护，劳动保护，医保等社会保障制度。②经济因素。如分配制度、物质丰富程度、人民收入水平、生活状况等。③文化因素。如教育水平、科技、文艺、道德、宗教、价值观、风俗、习惯等。④医疗因素。如公平性、管理制度、公共卫生水平、诊疗技术水平、设备先进水平、医疗技术更新改进能力水平等。如果上述因素呈现出良好的和相对稳定的状态，那么就会对肿瘤的防治和康复起着促进、推动的作用；反之，会产生消极的作用。

我们个人对待所处社会环境的态度可以分为两种：适应和改变。社会环境的变化是永恒的、渐进的，从量变到质变，持续变化着。目前，与我国肿瘤防治相关的社会保障制度持续改进，人民收入水平逐渐提高，健康的生活方式越来越普及，医疗技术不断升级，全社会防治肿瘤的水平不断提高。肿瘤早期发现越来越多，治疗技术，特别是精准治疗技术越来越丰富，远期疗效必然不断提高。我们既要积极改善社会环境，减少致癌因素，又要适应社会，调整情志，积极预防癌症，及时发现肿瘤，尽早治疗。

但是我们在适应社会环境过程中产生的一些不良心理状态可能促进肿瘤的发生，中医称为"七情内伤"致癌。许多研究发现，心理社会因素与人体神经系统、免疫系统、内分泌系统有关，可直接或间接影响肿瘤的产生和发展，而心理行为干预方法能够改变肿瘤患者的免疫和内分泌功能，从而改善其生活质量和延长其生存期。心理因素和社会环境在肿瘤的发病和治疗过程中始终具有重要的地位，前瞻性的干预更有意义。

二、社会环境养生要领

治疗肿瘤需要良好的社会环境支持，需要综合治疗，就是根据患者的机体状况、病理类型、侵犯范围和发展趋势，有计划地、合理地综合应用现有的各种治疗手段，以期较大幅度地提高治愈率及改善患者的生活质量。心理治疗手段作为肿瘤综合治疗的重要组成部分也日益受到重视。

肿瘤患者在面对死亡威胁，对家属、医生的依赖，人生目标的中断，人生旅途的终结，容貌发生变化，以及倦怠、疼痛、异味等引起的不快感等时，对心理、精神上的需求是非常高的。肿瘤的产生作为一种严重的应激反应，带来诸如焦虑、恐惧、情绪低落、抑郁和创伤后应激障碍等心理问题，加重患者对副作用的反应、降低疗效，导致病情复发、加重，不但影响了生活质量，也增加了家庭及社会的经济负担。

因此，在各个不同阶段，对不同癌症患者提供所处社会环境的个性化、细致入微的相应处理和全方位的关怀，对预后是相当重要的，即以提高"癌症患者生活质量"为目标的社会环境非常重要。应基于以下3点：①患者认为现状是幸福的。②患者对治疗感到满意。③患者与周围人们之间的交流是融洽的。每个阶段都需要相关社会管理者、社会保障制度、家庭成员、社区组织、社区

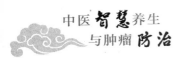

服务站、医院等全方位的协调和支持。

三、社会环境养生保健作用与肿瘤防治

1. 社会环境对儿童肿瘤防治具有重要影响

研究显示，恶性肿瘤患儿中50%～70%有社会孤立感、重返同龄儿童社会困难等问题。原因一方面是手术、化疗、放疗等造成生长停滞、身体形象受损，使其产生自卑心理而拒绝社交；另一方面是儿童的社交范围多局限于学校，长期治疗使患儿在相当长一段时间内没有社交活动，造成重返社会困难。但最主要的原因是家长和部分医生认为孩子患了肿瘤以后，身体状况差、抵抗力低，要求孩子减少运动、少参加社交活动，人为地给孩子戴上了"特殊孩子"的帽子，限制了孩子的正常活动。

可见，恶性肿瘤治疗的副作用、远期并发症会给患儿的生理、心理等带来不同程度的伤害，加上儿童、青少年处于生长发育的特殊阶段，其生活质量问题需要社会极大的关注。肿瘤会对患儿及其家属造成诸多心理社会问题，患儿诊疗过程中产生的经济负担可导致其家庭成员产生焦虑、抑郁等症状，影响患儿的预后，且患儿的心理问题和经济因素可能导致患儿产生不利于健康的行为。此时需要医护、家人、学校予以其个性化的关怀，特别是家人，要学习相关医学、心理学知识，预见性地控制消极因素，促进积极因素的作用，提高肿瘤患儿社会生活能力，最终提高其生存率。同时，肿瘤患儿的社会环境能改进的空间还很大，如：改进社会保障制度、促进肿瘤患儿提高社会生活能力、提高其生存质量等，都需要家庭、社区、学校、医院、社会等给予更多温暖及更专业的护理和指导。

2. 社会环境对女性肿瘤防治具有重要作用

研究发现，女性癌症患者的焦虑、抑郁评分均显著高于男性，女性罹患生殖系统和乳腺恶性肿瘤后对家庭结构和夫妻关系的冲击很大，作为丈夫往往承担着较大的照护责任和心理压力，夫妻双方甚至整个家庭都处于焦虑、抑郁等负性情绪状态。患者由于肿瘤切除手术致使第二性征改变导致性的吸引力和性功能下降，术后放疗和化疗导致的脱发、停经和不孕等严重副作用，如果自我调适不良常会严重影响夫妻情感交流，从而严重影响婚姻质量和家庭生活质量。家庭的基本功能是为家庭成员提供生理、心理和社会的健康发展的基本支持条件，国内研究发现，夫妻双方共同接受专业的情绪管理、认知和行为教育，能消除夫妻双方的心理困扰，能更好地增进夫妻双方的感情和交流，以保证家庭基本功能的稳定。这可以提高患者生活质量、家庭功能及主观幸福感，说明家庭支持系统是患者在满足身心需求基础上最基本也是最强大的支持力量。

3. 社会环境对老年人肿瘤防治具有重要作用

老年肿瘤患者由于衰老和疾病，社会交往相应受限，对自身价值和自身能力的评价降低，对生活的信心和满意度也有所降低，感受到的来自周围和自身的帮助也相应减少，即使患者得到一部分来自周围亲友的支持，也会因为自身对于社会支持的感受、利用度下降而出现一系列无助、无望、无能、无价值感等消极的负性情绪，约40％的老年恶性肿瘤患者伴有抑郁症状。因此，应改进社会环境，使患者和家属正确面对威胁生命的疾病，正确对待死亡，享受最后的时光，有尊严地走完生命的最后一程，这具有重要的社会意义。

4. 我国在社会环境防治肿瘤方面的实施方案

2019年，卫健委印发的"实施方案"的主要特点：①强调癌症防治全方位整体推进。"实施方案"覆盖了癌症预防、筛查、诊断、治疗、康复全流程以及完善服务体系、加强信息系统、实施救治救助、加快科技攻关等支撑保障机制建设，针对每个环节、每个领域存在的突出矛盾和问题提出了具体行动措施。②强化了预防为主、防治结合。"实施方案"着力于控制癌症危险因素，通过倡导健康生活、促进疫苗接种、加强环境保护、改善工作环境等手段，降低我国人群癌症发病风险。同时，更加强调早诊早治和规范诊疗的重要性，积极促进癌症的早发现、早诊断、早治疗。③目标明确可操作。"实施方案"针对癌症防治知识普及、肿瘤登记、早诊早治工作提出了量化的工作目标，使工作任务具体化、可衡量、可评估，操作性强，各省根据"实施方案"的目标要求进行任务分解，推进各项工作措施落实。

我国在肿瘤防控的社会环境方面做了大量努力，建立完善肿瘤防治工作领导协调机制，落实了财政投入，建立了多元化资金筹措机制，建立了肿瘤防治工作进展情况的跟踪、督导机制，有望达到预期目标。

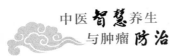

第十三节　五脏养生法与肿瘤防治

　　由于先天禀赋不足、后天劳倦过用、饮食不节、情志内伤等导致人体脏腑阴阳气血失调，产生痰、湿、瘀、气郁等内在致病因素，这些与外来的致病因素相搏结，导致肿瘤的产生，因此中医认为采用多种方法保养五脏，对肿瘤的预防、治疗和康复非常重要。

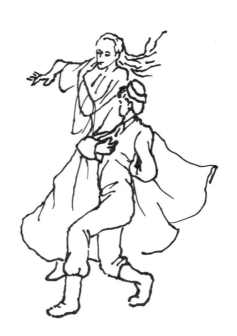

一、养肝法

　　中医认为肝主疏泄和藏血，具有调节气机、调畅情志、助脾运化、贮藏血液和调节血量等作用。中医认为，癌症的病机关键在于阴气阳气顺接失常，致气滞血瘀、气滞痰凝而发病，而厥阴肝经是人体阴阳经顺接的部位，防治癌症的关键要养肝。养肝除了少喝酒、不滥用药物外，更要重视心情舒畅、早睡等自然养生保健方法。

1. 愉悦养肝法

肝脏的特性是主疏泄，喜条达，恶抑郁。压力增大、情绪抑郁时肝气不畅，引起两侧胁部胀痛，严重的还会引起失眠、乳腺和甲状腺肿块。2017年发表在*Science*杂志上的一项研究发现，压力可导致肺癌靶向治疗耐药性提前发生，加速癌细胞生长，显示舒肝减压是增强抗癌药物疗效的重要途径，所以，养肝时，愉快、开心是最重要的。养成正确的人生观、价值观和世界观是愉悦的重要因素，"舒"即舍得给予就会愉悦。经常看看绿色的植物、绿色的光波以悦目，肝开窍于目，悦目即养肝。

2. 睡眠养肝法

《素问·五脏生成》曰："人卧血归于肝。"肝内血液充足，可维护肝的疏泄功能，使之冲和条达，充分发挥休养生息和解毒过滤的作用。每晚子时（23：00—1：00）开始，就是肝胆自我修复的时间段，此时能进入深度睡眠，对阳气的养护、肝血的滋养和防治衰老都是非常重要的。丑时（1：00—3：00）肝经最旺盛，此时一定要睡好，就能养好肝血，否则易出现心烦易怒、神经衰弱。慎用药物、饮食有节、少食油腻、少食难消化食物和晚上少吃，可以减少肝脏负担，从而提高睡眠质量。

3. 音乐疗法

听江南丝竹乐、《鹧鸪飞》《春风得意》等角调音乐，角调为春音，属木，主生，通于肝，能促进体内气机的上升、宣发和展放。音乐曲调亲切、清新，具有疏肝解郁之功，适用于各类情绪抑郁、肝气不畅者。

4. 膳食养生法

清淡饮食为宜，多吃新鲜蔬菜或水果，饮玫瑰花、月季花、菊花、枸杞泡的茶，达到养肝、清肝、疏肝的目的。

常用的养肝药膳方：

（1）组成：芡实50g，田七6g，淮山20g，猪瘦肉100g。

（2）用法：田七打碎，瘦猪肉切细，将以上各物一起加水适量，炖至各物熟烂，加盐调味，饮汤或佐膳。

（3）功效：滋补脾肾，祛瘀消瘤。适用于体虚、肝经瘀滞、疼痛不适者。

5. 传统养生功法

（1）穴位按摩法：按揉章门、期门、太冲各30次，擦左、右胸胁部各30

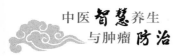

次。具有疏肝理气之功，适用于各种原因导致的肝气不舒。

（2）六字功中的"嘘"字功。在练习六字功时重点练习"嘘"字功，可防治肝郁气结。

（3）理肝功。具有调理肝经气血、平肝潜阳之功，适用于气滞血瘀、阴虚阳亢者。

（4）五禽戏中的鹿戏。具有疏肝理气、活血祛瘀之功，适用于肝经气滞血瘀者。

（5）八段锦的第一段"两手托天理三焦"，具有调理三焦、行气利水之功，适用于肝经气滞水停者。

（6）太极拳。动作柔和、缓慢、圆活、连贯，各个招式及其之间的衔接连绵舒展，使全身脏腑、经络和精神同时得到放松和休息，各个脏腑的功能得到加强，在"心静"和"体松"的状态下锻炼。经常练太极拳，能让身心得到最大限度的整体平衡，从而提高全身的免疫功能。

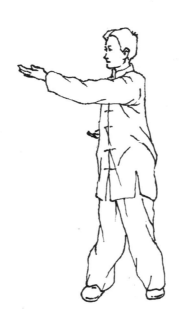

（7）闭目冥想养肝法。闭目冥想是通过放松的状态把人引导到解脱的境界，超脱物质欲望和社会欲念的影响。在做冥想练习时，一定要在一个自己熟悉、幽静的环境中，练习时的姿势一定是舒适的，练习前要做几次缓慢深长的呼吸，让自己平静下来，进入冥想状态。

二、养心法

中医认为心是"五脏六腑之大主"，心的生理功能主要有主血脉、主神明两个方面。"心主神明"意思是说：精神、意识、思维虽是大脑对外界事物的反映，但却以心为之主宰。人们心情舒畅则心气舒畅、气血和调，机体的抗病、康复能力就强，反之就会"病从心生"。有研究发现，忧郁、焦虑、失望、压抑和难以解脱的不良情绪在癌症发病前1~2年就有表现。另外"心为火脏"，心之阳气既能温煦人体，又能推动血液运行。肿瘤多属于"阴瘤"，其产生的基础正是阳气不足，体质偏于虚寒的人群易患肿瘤。现代医学研究证实，肿瘤患者多有体内血液的高凝状态存在。若心主血脉失常，推动血液循环的力量减弱，则会导致血液瘀滞，为肿瘤的产生创造适宜的环境。养心防癌，首要的是保持心理平衡，以下自然养心方法宜长期坚持。

1. 怡神养心法

怡神养心，情志平和最重要。情志所主分属五脏，但总统于心，故心主神志。七情平和，则气血宣畅，神明健旺，思维敏捷，对外界信息的反应灵敏。若七情过极，则可使心神受伤。尤其是大喜、暴怒直接影响心之神明，进而影响其他脏腑功能。对于生活中的重大变故，宜保持冷静的头脑，既不可漫不经心，又不可惊慌失措，以稳定的心理状态，泰然处之。学会换位思考，正确认识自己，正确对待别人和社会环境，建立融洽的人际关系，以保持稳定的情绪。

2. 睡眠养心法

午时是中午11时至13时，此时阳气最盛，阴气衰弱。中医学认为，午时是阴阳交替之时，也是人体经气"合阳"的时候，睡好午觉，有利于人体养阳。午睡能使心血管系统舒缓，降低心肌梗死发生的风险，为健康"充电"。有午睡习惯的人，其冠心病发病率比不午睡者要低。每天中午都应该抽出15~30分钟时间小憩，以达到养心的目的。

3. 音乐疗法

听《狂欢》《卡门序曲》《步步高》等徵调的曲目。徵调，为夏音，属火，主长，通于心，能促进全身气机运行。音乐旋律热烈、欢快、活泼、轻松，具有振奋心阳之功，适用于各类心气虚和心阳虚人群。

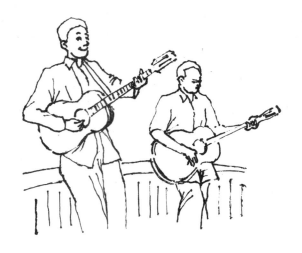

4. 膳食养心法

（1）切忌暴饮。历代养生家都主张缓进饮料，反对大饮、暴饮。因为一次喝大量的水或饮料，会迅速增加血容量，增加心脏负担。因此，年老或心脏功能欠佳者，尤当注意，可采取少饮多次之法。

（2）戒过食刺激物。凡刺激性食物和兴奋性药物，都会给心脏带来一定的负担，故应戒烟少酒，不宜饮大量浓茶，食用辣椒、胡椒等物亦要适量，对于咖啡因、苯丙胺等兴奋药物亦需慎用。

（3）科学配膳，均衡营养。《素问·生气通天论》曰："味过于咸，大骨气劳，短肌，心气抑。"指出了饮食过咸会给心脏带来不利影响，钠盐食用过多，增加心脏负担，易引起高血压症等疾病，低盐饮食对预防心血管疾病大有好处，故应以清淡饮食为宜。在饮食中宜适当食植物蛋白、牛奶、瘦肉之类，并食用一些能降血脂的食物，如大豆、蘑菇、花生、生姜、大蒜、洋葱、茶叶、酸牛奶、海藻、玉米油、山楂、蜂王浆等。少吃含胆固醇高的食物，如蛋黄、猪脑、猪肝、蟹黄、鱼子、奶油等。提倡混合饮食，这样维生素和微量元素吸收比较广泛，维生素C、维生素B_1、维生素B_2、维生素B_6、维生素B_{12}，微量元素铬、锰、镁等对于心血管保健，预防动脉硬化很有价值。饮食中要适当多选食谷类、豆类、糙米、面等，并多食绿叶蔬菜和水果。总之，科学配膳、减轻心脏负担是预防心血管疾病的重要环节。

5. 传统养生功法

（1）六字功中的"呵"字功。"呵"字功平肝气，养心安神，在练习六字功时重点练习"呵"字功，可防治心气虚弱。

（2）五禽戏中的猿戏。具有悦心神、畅血脉之功，心病证属血脉瘀滞者在练习五禽戏时，可重点练习"猿戏"。

（3）八段锦的第五段"摇头摆尾去心火"。具有调养心神、通利血脉之功，心火亢进者在练习八段锦时，可重点练习"摇头摆尾去心火"。

（4）太极拳。经常进行太极拳锻炼，能让身心得到最大限度的整体平衡，从而提高全身的免疫功能。

（5）闭目冥想养心法。闭目冥想是通过放松的状态把人引导到解脱的境界，超脱物质和社会欲念，闭目冥想是养心的有效方法。

三、养肾法

中医认为肾为先天之本，肾藏精，主生长发育。肾中元阴元阳在人的生命活动中——从孕育成形到发育壮大的过程中起着决定性作用，在整个生命过程中，正是由于肾中精气的盛衰变化，而呈现出生、长、壮、老、已的不同生理状态。保养肾中精气，是中医防治癌症、防止早衰、延年益寿的核心内容和重要手段。肾藏精功能障碍，使促进调控机体的生长发育的机制被破坏，同时产生痰、瘀、饮、湿、毒等病理产物，瘤体生成。近年来有研究发现，恶性肿瘤患者大多有肾虚表现，通过中药补肾固精，可提高患病机体的细胞及体液免疫功能，抗癌能力增强，有利于病体的康复。

1. 龟静养肾法

《会元针灸学》记载："肾藏志而喜静。"指出静能养肾，静养符合肾"封藏之本"的特性，有利于藏精。修炼的人效法灵龟而使神静守形体，指的是形体安静得与神合，神形相合，方可内养五气，补充大于消耗，才能达到养肾精的目的。经过静修以后，人的精神、意识、身体会发生明显变化，人的内环境会得到改善、调节。少林寺的"梅花桩"，太极拳的"无极桩"和意拳的"混元桩"都把效法灵龟静养的站桩功作为武术训练的基本功。在静养时吞咽津液可以滋养肾精，提高养肾效果。

2. 节欲养肾法

肾藏精气，精气是构成人体的基本物质，精的充坚状况，亦是决定人们是否能健康长寿的关键。若纵欲过度，则会肾气亏损，导致精气流失，男性出现遗精、滑泄，女性出现带下过多、崩漏，以及自汗、盗汗等，甚至出现尿频、夜尿增多、耳鸣、听力减退、乏力等虚弱症状。主张节欲保精是中医养生的一大特色。

3. 音乐疗法

听《月光奏鸣曲》《船歌》《梁祝》《二泉映月》《汉宫秋月》等羽调曲目。羽调，为冬音，属水，通于肾。音乐风格清纯、柔润。具有滋阴潜阳之功，适用于证属肝肾阴虚者，出现口干舌燥、心烦易怒等症。

4. 膳食养肾法

肾虚随年龄的增加而递增，肾虚证是老年人患病、衰老的主要原因之一。补肾食疗是延缓衰老、预防老年病的重要方法。

常用的补肾食物：黑米、黑芝麻、牛骨髓、海参、肉苁蓉、桑葚、胡桃、蚕蛹等，有补肝益肾、壮阳涩精的功效。

常用的补肾药膳方：

（1）组成：猪脊骨200g，杜仲、核桃肉各20g。

（2）用法：把全部用料洗净放入锅内，加清水适量，武火煮沸后，改文火煲2小时，下盐调味食用。

（3）功效：补肾助阳，强腰益气。适用于肾气不足引起的腰痛、乏力、畏寒、肢凉、小便频数、视物不清、阳痿、遗精等。

5. 传统养生功法

（1）六字功中的"吹"字功法。"吹"字功可以补肾强腰，在练习六字功时重点练习"吹"字功，可防治肾虚。

（2）五禽戏中的虎戏。具有强肾固本之功，适用于肾病四肢活动不利症。

（3）八段锦的第六段"两手攀足固肾腰"。具有调养肾之功，适用于肾气虚弱者。在练习八段锦的基础上，重点练习"两手攀足固肾腰"，能在调理脏腑功能的基础上达到调养肾的效果。

（4）按摩补肾法。

搓耳：按摩耳郭能调节肾的功能。用搓热的两手心搓揉耳郭，然后用拇指和食指搓揉耳郭3分钟，再用两手交替经头顶拉扯对侧耳廓上部30次。

搓腰：腰为肾府，刺激肾俞和命门可壮腰健肾。将两手搓热，捂于双侧肾俞上，再以命门（腰部，当后正中线上，第2腰椎棘突下凹陷处）和肾俞为中心，左右搓腰，也可上下搓。

擦丹田：此丹田即下丹田，与人体生命活动关系最为密切，可健脾益气，柔肝补肾。将两手搓热，右手掌心捂于耻骨联合右侧，距正中线约2横指（拇指）的气冲处，左手掌心沿顺时针方向绕脐做圆周运动。

擦涌泉：涌泉为足少阴肾经井穴，中医认为体内肾经的经水是由此外涌而出的，故可开窍宁神，交通心肾。以涌泉（在足前部凹陷处，第2、第3趾趾缝纹头端与足跟连线的前1/3处）为中心，用左手中指与食指稍稍用力擦右足心，再以右手擦左足心，令脚掌发热即可。

缩肛运动：全身放松，自然呼吸。呼气时，做缩肛动作，吸气时放松，反复进行30次左右。

四、养脾法

中医认为脾的主要生理功能是主运化，升清阳和统摄血液。脾在中医生理病理中占有相当重要的位置，中医认为"脾胃为后天之本""气血生化之源"，气血津液的生化和机体生命活动的维持都有赖于脾胃运化。恶性肿瘤的产生、发展与脾之功能密切有关。脾健则气血化生充分，机体有充足的抗病物质，并维持生命活动和内环境的稳定；脾失健运，则营养物质吸收困难，抗病能力下降，水液也不能布散而停滞于体内，形成痰、湿、饮等病理产物，阻滞经络，与瘀血互结，形成肿瘤。人体的正气不足，与脾、肾两脏关系最为密切，脏腑功能失调，以脾肾虚损为主。因此，健脾法在恶性肿瘤防治中有重要地位。健脾法能提高患病机体的细胞及体液免疫功能，改善和提高机体的物质代谢，既增强抗癌能力，又有利于各种肿瘤的康复。

1. 缓思健脾法

《黄帝内经》认为："脾在志为思，过思则伤脾。"在这里，"思"有思虑、思考的意思。思考是人体正常生理活动，但是过度思虑就会影响我们体内气机的正常运行。《素问·举痛论》认为：如果思虑太多，致"思则气结"，使得脾的升降功能失常，运化失健，会发生胃脘痞闷，吃东西不香，消化不良，腹胀，便溏等不适。脾是后天的根本，脾伤则气血生化乏源，因此，还会出现心神失养等诸多疾病，像失眠、神经衰弱等问题都是这种情况。

2. 缓步健脾法

中国很多古代养生家都提倡饭后散步缓行，以助脾胃消化功能，这的确是"以动助脾"的养护后天之道。实践证明，这种方法的确行之有效，多有裨益。孙思邈是我国唐代著名医学家和养生家，他在《千金翼方》中指出："平日点心饭后，出门庭行五六十步，中食后，行一二百步，缓缓行，勿令气急。食毕行步，踟蹰则长生。"《摄养枕中方》还介绍："食止行数百步，大益人。"由此可见，饭后缓行散步，是古代养生家实践总结的经验。

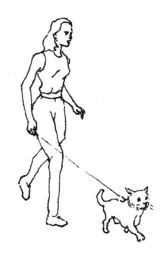

3. 音乐疗法

听《月儿高》《春江花月夜》《塞上曲》《平湖秋月》等宫调曲目。宫调，为长夏音，通于脾。音乐风格悠扬、沉静、庄重。具有健脾祛湿化痰之功效。适用于肢体困倦、脾胃功能失调者。

4. 膳食养生法

对于饮食养脾方法，历代都有不少格言名句。如晋代葛洪："善养生者，食不过饱，饮不过多。"明代胡文焕《养生导引秘籍》曰："饮酒一斛，不如饱食一粥。"提倡"喝粥"养脾。可供经常服食的补养脾胃食品有：粳米、糯米、番薯、薏苡仁、豇豆、牛肉、玉米、高粱、马铃薯、芋头、面筋、花菜、大白菜、胡萝卜、桂圆、鸡肉、猪肚等。对于身体健康的人来说，应食补为先。

常用的健脾药膳方：

（1）组成：人参（或党参）5g，茯苓15g，生姜5g，粳米60g。

（2）用法：将人参（或党参）、生姜切为薄片，茯苓捣碎，浸泡半小时，煎煮30分钟，取汁后再煎取汁，两道汁合并，粳米淘洗干净，与药同煮成粥服食。

（3）功效：益气补虚，健脾养胃。适用于气虚体弱、脾胃不足、倦怠无力、面色发白、食量减少、食欲不振、反胃呕吐、大便稀薄者。

5. 按摩、艾灸健脾法

（1）捏脊健脾。捏脊就是两手沿着脊柱的两旁，用捏法把皮捏起来，边提捏，边向前推进，由尾骶部捏到枕项部，重复3~5遍。捏脊疗法具有通理经络、促进气血运行、健脾益气等保健功能。经常按摩十大补气穴位——脾俞、足三里、膻中、涌泉、关元、气海、太溪、百会、肺俞和悬钟，常可取得健脾益气之效。

（2）摩腹护脾。吃饭以后，将手搓热，放于上腹部，按顺时针方向旋转推摩，连续30次。此法可促进胃肠消化，有利于腹腔血液循环，还能治疗一些疾病。自唐代孙思邈提出"饭后即自以热手摩腹"之后，后世养生家多有所沿用，实践证明行之有效。

（3）艾灸健脾。艾灸腹部、脾胃经穴位，具有温阳培元、补气健脾、强壮后天、养生保健之功效。《扁鹊心书》指出："夫人之真气，乃一身之主宰，真气壮则人强，真气虚则人病，真气脱则人死。保命之法，艾灼第一。"现代医学研究证实，艾灸法可调节胃肠运动，血管舒缩，改善机体的免疫功能。家庭艾灸注意通风，避免吸入烟雾。

6. 传统养生功法

（1）六字功中的"呼"字功。"呼"字功健脾，可以防治脾虚腹胀、腹泻、四肢疲乏、食欲不振、肌肉萎缩、皮肤水肿等症状。在练习六字功时重点练习"呼"字功，可防治脾虚腹胀、腹泻者。

（2）五禽戏中的熊戏。具有健脾和胃之功效，适用于脾胃虚弱、消化不良者。能增强脾的运化功能，帮助消化，强壮肌肉，使人体魄健壮，有利于减轻恶心或胃部不适症状。

（3）八段锦的第三段"调理脾胃须单举"。具有调养脾胃之功效，适用于脾胃虚弱者。在练习八段锦的基础上，重点练习"调理脾胃须单举"，能在调理脏腑功能的基础上达到调养脾胃的效果。

五、养肺法

中医认为肺主气，司呼吸，又能通调水道，朝百脉。肺主一身之气，通过呼吸功能，吸入自然界清气，与肾的先天精气、脾的后天水谷之精气结合成人

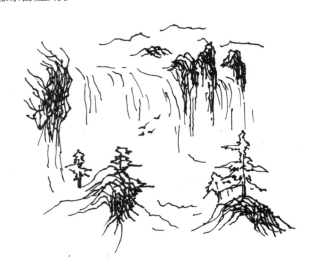

体之气。若主气、司呼吸、通调水道功能障碍或减弱，可导致正气虚弱，抗邪力下降，或气机运行障碍出现气滞，进而致使痰、饮等病理产物的生成。肺朝百脉是指肺有协助心脏推动血液运行的作用，此功能一旦受到影响，血液的运行会异常，造成血液瘀滞，与痰、饮相结，日久则形成肿瘤。因此，养肺为防治肿瘤的重要内容。肺在呼吸过程中，与外界直接相通，除了注意外界的冷暖变化，减少吸入各种致病微生物、烟雾灰尘、厨房油烟等有害物质外，以下自然养肺方法宜综合应用。

1. 避忧养肺法

忧为肺之志，忧愁太过会影响肺气的宣发。一个人情志郁闷，精神不振，必然导致肺气不利而发生病变，过度忧伤会导致肺气闭塞，常见胸膈满闷、长吁短叹、音低气微等症状。笑能宣发肺气，调节人体气机的升降，在笑的同时，还会不自觉地进行深呼吸，清理呼吸道，使呼吸通畅，并且还能消除疲劳、驱散抑郁、解除胸闷。"常笑宣肺"，笑是避忧养肺的有效方法。

2. 防寒保暖、避邪养肺法

防寒保暖，预防感冒，以免诱发呼吸道严重疾病或加重病情。室内温度、湿度要适宜，通风良好，不宜直接吹风，胸宜常护，背宜常暖，暖则肺气不伤。此外，可用冬病夏治法，采用方药或三伏灸固本扶正，增强抵抗力。耐寒锻炼可增强机体免疫功能，预防感冒，可采用冷水浴面、空气浴和健鼻的保健方法。

尽量避免在空气污浊的环境中逗留，以免吸入空气中的杂质和有毒气体，如二氧化硅、灰尘、棉纱纤维、二氧化碳、一氧化碳、二氧化硫、氯气、甲醛、有机磷农药等，这些有毒有害物质吸入过多，则可引起肺部病变和全身病变。因此，要积极预防和控制空气污染，改善工作环境、居住环境、居室环境。加强预防措施，如使用防尘器、防尘口罩、通风设备、净化器等，多呼吸新鲜空气。吸烟者应下决心戒烟，这对防癌是很有好处的。

3. 音乐疗法

听《黄河》《红梅赞》《潇乡水云》《金蛇狂舞》《十五的月亮》《第三交响曲》等商调曲目。商调，为秋音，属金，主化收，通于肺，能促进全身气机的内收，具有调节肺气的宣发和肃降之功，适用于情绪悲忧和胸闷气短者。

4. 膳食养生法

注意饮食宜忌，肺脏保健要少吃辛辣食物，切勿饮食过寒过热，尤其是寒凉饮冷。《黄帝内经》早就有"大饮则气逆"和"形寒饮冷则伤肺"之明诫，因此在饮食上一定要合理调摄，切不可贪凉饮冷。根据"燥者润之，滋阴润肺"的补养原则，要选用滋阴润燥、补养肺气的食物养肺，比如银耳、百合、梨、甘蔗、香蕉、芝麻、藕、菠菜、木耳、乌骨鸡、鸭蛋、豆浆、饴糖、蜂蜜等。可以适当喝一些大枣银耳羹、大米百合粥、大米银耳粥、山药粥。

5. 传统养生功法

（1）六字功中的"呬"字功。"呬"字功补肺气，在练习六字功时重点练习"呬"字功，可以防治肺气虚所致呼吸急促和胸闷者。

（2）五禽戏中的鹤戏。具有宣发肃降之功效，肺病证属肺气不畅者在练习五禽戏时，可重点练习"鹤戏"。

（3）马王堆导引术的第一式挽弓，锻炼手太阴肺经。具有调养肺气之功效，适用于肺气虚弱者。能在练习马王堆导引术的基础上，重点练习"挽弓"，能在调理脏腑功能的基础上达到调养肺气的效果。

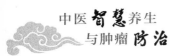

参 考 文 献

戴奇，季步天，金凡，等，1996．上海市区胰腺癌全人群病例对照研究——胰腺癌与烟、酒、绿茶的关系［J］．肿瘤，16（1）：5-10.

李忠，2018．癌状态论［M］．北京：中国中医药出版社，61-105.

刘杰，2006．中国八卦性学［M］．青岛：青岛出版社，243-300.

孙秉严，1992．治癌秘方——我治癌34年医案［M］．北京：华龄出版社，9-41.

王中奇，郑培永，2018．龙华中医谈肿瘤［M］．北京：中国中医药出版社.

张诗军，2017．中医养生文化与方法［M］．广州：广东科技出版社.

张诗军，朱成全，2013．肿瘤中医生物养生治疗学［M］．广州：广东科技出版社，1-68.

周福生，2010．肝病中医临证旨要［M］．广州：广东科技出版社，1-30.

GUI M，XIAO H，LUO D，et al，2016．Circadian Rhythm Shapes the Gut Microbiota Affecting Host Radiosensitivity［J］．Int J Mol Sci，17（11）：1786.

GURRY NL，MINO-KENUDSON M，OLIVER TG，et al，2013．Pten-null Tumors Cohabiting the Same Lung Cisplay Differential AKT Activation and Sensitivity to Dietary Restriction［J］．Cancer Discov，3（8）：908-921.